AF336716

DE LA

SUREXCITATION DES FACULTÉS

INTELLECTUELLES

DANS LA FOLIE

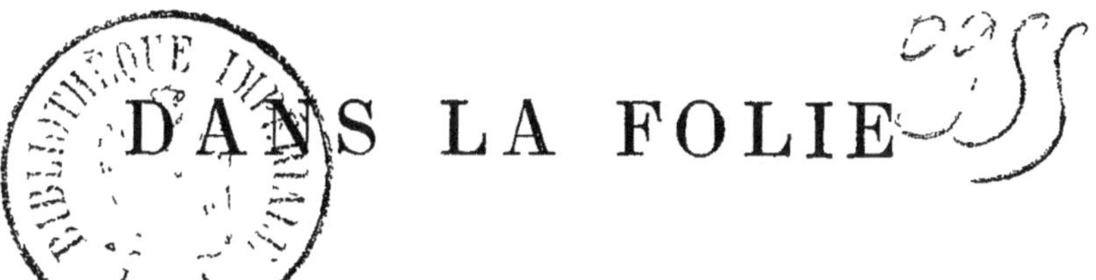

Par H. SENTOUX

DOCTEUR EN MÉDECINE,
ANCIEN INTERNE DE L'ASILE DES ALIÉNÉS DE TOULOUSE
ET DE LA MAISON IMPÉRIALE DE CHARENTON.

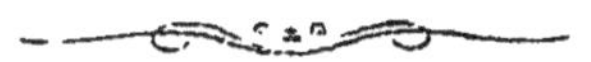

PARIS

ADRIEN DELAHAYE, LIBRAIRE-ÉDITEUR

PLACE DE L'ÉCOLE-DE-MÉDECINE.

1867

A LA MÉMOIRE

DE PARCHAPPE

ARGUMENT.

« La suractivité intellectuelle qui accompagne la folie peut faire rencontrer accidentellement à quelques insensés, dans la manifestation parlée ou écrite de leurs idées, de leurs sentiments, de leurs passions, une sorte de talent d'expression qui n'appartenait pas à leur portée intellectuelle antérieure, originelle ou acquise. »

PARCHAPPE.

DE LA

SUREXCITATION DES FACULTÉS

INTELLECTUELLES

DANS LA FOLIE

CHAPITRE PREMIER.

INTRODUCTION.

> Un fou peut faire des actes de sa
> gesse, un sage ne saurait commettre
> des actes de folie.
>
> (D'AGUESSEAU.)

Les médecins qui ont voulu peindre la folie ont dû, pour la caractériser, l'étudier et la décrire surtout dans ses manifestations délirantes. C'était le vrai moyen d'en faire bien saisir les formes les plus tranchées, de les distinguer entre elles, de la représenter en un mot sous son aspect pathologique le plus commun, le plus saillant, le plus en opposition avec celui de la raison. C'est ainsi que dans le chapitre remarquable qui sert d'introduction à son beau travail sur la folie, notre savant et vénéré maître, M. Calmeil, en a magistralement dépeint toutes les formes, tous les caractères, résumés en ces quelques mots : « En définitive, les hallucinations, les fausses sensations, les idées erronées, les faux jugements, l'aliénation des facultés morales, le désordre de la volonté, figurent parmi les éléments principaux de la folie » (1).

Mais, comme le fait justement observer le professeur Royer-Collard : « Le moi, dans les différents degrés de l'aliénation, n'est presque jamais perdu ou éteint d'une manière complète. Les opérations intellectuelles dont l'activité libre est le principe, sont tantôt suspendues, tantôt continuent de s'exercer d'une manière plus ou moins imparfaite, plus ou moins irrégulière. Il y a plus, il y a des cas où la volonté cesse d'être libre, sans cesser pour cela d'être active. C'est une grande erreur de croire que l'aliéné soit impuissant à opérer certains actes qui nécessitent le concours des facultés intellectuelles. C'est ainsi que l'aliéné reconnaît des personnes ou des objets qu'il a vus précédemment, se rappelle une foule de circonstances dans lesquelles il a été acteur ou témoin, forme des projets et combine avec suite et un art infini les moyens de les exécuter, ne montre souvent qu'une partie des mouvements qui l'agitent et cache avec soin ce qui pourrait lui nuire; en un mot, exerce évidemment, la perception, la mémoire, l'attention et le jugement » (2). Bien plus, comme l'a dit Parchappe, « l'augmentation de l'activité intellectuelle se rencontre très-fréquemment dans la folie; elle est même un des caractères les plus saillants de cette

(1) Calmeil, De la Folie.
(2) Royer-Collard, cité par M. Tardieu : Pathologie et clinique médicales.

maladie dans sa période aiguë... L'augmentation de
l'activité intellectuelle ne peut influer sur les opérations
de la mémoire, du jugement et du raisonnement de
manière à en vicier les produits ; elle ne pourrait
tout au plus se manifester dans ses phénomènes, comme
exprimant un écart de l'état normal, qu'en ce qu'elle
communiquerait à l'intelligence une portée exceptionnelle » (1).

Donc, le fou n'est connu qu'à moitié, s'il n'est observé
que dans ses aberrations, que dans ses extravagances,
que dans sa fureur. Quel que soit le délire auquel il est
en proie, ce qui lui reste de raison, ce qu'il a encore
d'intelligence, ce qu'il montre d'acuité dans l'esprit fait
tout aussi bien partie de son état mental que son
incohérence, ses violences, sa folie en un mot.

Or, parmi les observateurs qui, dès le XVIIe siècle, ont
commencé à restaurer la science mentale à laquelle on
n'avait rien ajouté depuis Arétée, Soranus et Cœlius
Aurelianus, la plupart de ceux qui ont écrit sur la
symptomatologie de la folie se sont particulièrement
attachés à faire la peinture du délire, laissant, comme
à dessein, dans l'ombre l'autre côté du tableau, c'est-à-
dire la peinture des actes raisonnables, des paroles
sensées, des écrits et autres productions intellectuelles
qui tous les jours s'observent et étonnent chez les fous
les plus dignes de ce nom. C'est qu'ils obéissaient, à
leur insu peut-être, à un besoin de leur époque ; il fallait
procéder ainsi pour sauver les fous du bûcher en ces
temps de fanatisme aveugle où l'on s'obstinait à ne voir
en eux que des possédés du démon. Alors le devoir des

(1) Parchappe, Symptomatologie de la folie.

médecins était de montrer à tous que ces prétendus sorciers, vampires ou loups-garous n'étaient que des insensés. Ils le firent à leurs risques et périls, suivant en cela l'exemple donné par Wier (1) et par Montaigne (2) à la fin du siècle précédent. Baillou, Plater, Lepois, Sylvius, Sennert, Willis, Bonnet, etc., amenèrent le triomphe de la vérité. Mais ils prouvèrent si bien qu'on avait affaire à des malades, ils montrèrent si bien leurs aberrations que dès lors juges et gens du monde prirent l'habitude de ne voir parmi les fous que des grotesques et des furieux. Autre source de dangers et de malheurs pour ces pauvres aliénés.

La plupart d'entre eux étant capables de discuter, d'écrire et de se conduire avec toutes les apparences de la raison, ils coururent le risque d'être condamnés comme des malfaiteurs, toutes les fois que leurs actes étaient de nature à les amener devant les tribunaux. C'est, en effet, ce qui arriva : leur folie ne fut que trop souvent méconnue.

Ainsi, pour avoir uniquement insisté d'abord sur les caractères du délire, pour en avoir saisi et montré la trace dans les paroles, les écrits, les actes en apparence les plus raisonnables, les médecins qui avaient sapé les

(1) «Wier se place, à ses risques et périls, entre le fanatisme qui égorge et la folie qui implore à mains jointes et comme un bienfait l'assistance du bourreau» (Calmeil, loc. cit.).

(2) «Combien plus naturel que nostre entendement soit emporté de sa place par la volubilité de nostre esprit détraqué, que cela, qu'un de nous soit envolé sur un balay, au long du tuyau de sa cheminée, en chair et en os, par un esprit étranger! Après tout, c'est mettre ses conjectures à bien haut prix que d'en faire cuire un homme tout vif.... Enfin et en conscience, je leur eusse plustost ordonné de l'ellebore que de la ciguë, car ils me parurent fous plustost que coupables. » (Montaigne.)

vieilles superstitions se trouvaient en face de nouvelles erreurs. Leur but était dépassé.

Il en était de la constatation de la folie comme de ces decouvertes que chacun trouve si faciles et si simples, une fois qu'elles ont été vulgarisées. Les médecins avaient fait toucher du doigt la folie. « C'est facile à voir, avaient dit les gens du monde ; on n'a pas besoin d'être médecin pour le constater » ; et dès lors chacun avait eu la prétention de s'y connaître. D'après ce principe que tout homme de bon sens peut distinguer un acte raisonnable d'un acte insensé, les magistrats eux-mêmes se croyaient en mesure de reconnaître la folie, sans études préalables. Elle avait été pourtant bien cruellement méconnue par leurs prédécesseurs, malgré tout leur bon sens, malgré la civilisation du siècle où ils brûlaient consciencieusement les possédés sans se douter qu'ils brûlaient des fous! Quoi qu'il en soit, pour les magitrats comme pour le vulgaire, quiconque n'extravaguait pas, ne déraisonnait pas à tout propos, n'était pas, ne pouvait pas être fou.

La question avait donc changé de face : il ne s'agissait plus, comme autrefois, de montrer la folie, apparente ou latente, dans les dehors raisonnables des hystériques, des extatiques, des hallucinés, des monomaniaques, etc.; il fallait maintenant faire voir la raison compatible, mieux encore persistant dans des degrés divers, avec toutes les formes de la folie.

Il appartenait aux médecins d'apporter sur ce nouveau terrain les lumières de la science et de la vérité : ils ne faillirent pas à leur mission.

Pinel engagea le premier la lutte contre les idées reçues.

Grâce à lui, tout le monde sait aujourd'hui que les accès des maniaques ne sont que passagers. Malheur à ceux qu'on saisissait autrefois en proie à leurs paroxysmes de délire ! dans la conviction que, semblables à des bêtes féroces, ils étaient incapables de retrouver une heure de calme et une lueur de raison, on se mettait à l'abri de leurs violences possibles, en les enchaînant dans d'horribles cachots où leur état ne pouvait qu'empirer, ce qui justifiait et entretenait la croyance à leur incurabilité. Pinel brisa leurs fers ; « retenus aux chaînes, ils étaient toujours dans un état de fureur concentrée, » dès qu'ils furent libre d'errer en plein air ou dans les cours, ils se montrèrent tout autres. « Nulle part, dit leur libérateur, excepté dans les romans, je n'ai vu des époux plus dignes d'être chéris, des pères plus tendres, des amants plus passionnés, des patriotes plus purs et plus magnanimes que dans l'hospice des aliénés dans les intervalles de raison et de calme. » Puis il les montre capables de réfléchir et de raisonner, — lorsqu'on fixe leur attention, — au milieu même de leurs divagations. « J'engageai un jour un d'entre eux, d'un esprit cultivé, à m'écrire une lettre au moment même où il tenait les propos les plus absurdes, et cependant, cette lettre que je conserve encore, est pleine de sens et de raison. » « On sait, dit-il ailleurs, qu'une des variétés de la manie qu'on appelle folie raisonnante est marquée surtout par la cohérence la plus extrême dans les idées et la justesse du jugement ; l'aliéné peut alors lire, écrire et réfléchir comme s'il jouissait d'une raison saine ; et cependant il est souvent susceptible aussi des actes de la plus grande violence. » Enfin, il découvre la *manie sans délire*. Voici comment il en parle : « On peut avoir une juste admiration pour les écrits de Locke, et convenir cependant que les notions qu'il donne sur la manie sont très-incomplètes, lorsqu'il la regarde comme inséparable du délire. Je pensais moi-même comme cet auteur, losque je repris à Bicêtre mes recherches sur cette maladie, et je ne fus pas peu surpris de voir plusieurs aliénés qui n'offraient à aucune époque aucune lésion de l'entendement, et qui étaient dominés par une sorte d'instinct de fureur, comme si les facultés affectives avaient été seulement lésées. » Il en cite plusieurs exemples (1).

L'impulsion était donnée ; les aliénistes, et parmi eux principalement ceux qui s'occupaient de médecine légale : Fodéré, Georget, Marc, etc., accumulèrent les

(1) Voici l'un des plus curieux : « Les brigands, lors du massacre des prisons, s'introduisirent en forcenés dans l'hospice des aliénés de Bicêtre... Un des reclus, retenu dans les chaînes, fixe leur attention par des propos pleins de sens et de raison, et par les plaintes les plus amères. N'était-il pas odieux qu'on le retînt aux fers et qu'on le confondît avec les autres aliénés ? Il défiait qu'on pût lui reprocher le moindre acte d'extravagance : c'était, ajoutait-il, l'injustice la plus révoltante. Il conjure ces étrangers de faire cesser une pareille oppression et de devenir ses libérateurs. Dès lors il s'excite dans cette troupe armée des murmures violents et des cris d'imprécation contre le surveillant de l'hospice........ Il réclame en vain sa propre expérience en citant d'autres exemples semblables d'aliénés nullement délirants, mais très-redoutables par une fureur aveugle. On réplique par des invectives....... On ordonne de délivrer l'aliéné et on l'amène en triomphe aux cris redoublés de Vive la République ! Le spectacle de tant d'hommes armés, leurs propos bruyants et confus, leurs faces enluminées par les vapeurs du vin, raniment la fureur de l'aliéné ; il saisit d'un bras vigoureux le sabre d'un voisin, s'escrime à droite et à gauche, fait couler le sang, et si on ne fût promptement parvenu à s'en rendre maître, etc. » (Pinel, De la Manie.

preuves et les exemples les plus capables d'impressionner l'opinion publique et de détruire ses idées fausses ;
Georget surtout se fit remarquer par la vigueur de sa
polémique et l'ardeur de ses convictions. On peut dire
que, dans ses discussions médico-légales, il a mis en
pleine lumière cet aspect de la folie trop longtemps
laissé dans l'ombre, ce côté de l'aliénation mentale qui
échappe à l'observateur inexpérimenté, tant ses symptômes sont équivoques, tant ils se masquent sous des
apparences raisonnables. Mais Georget mourut trop
jeune pour mettre à son œuvre la dernière main.

Enfin, Esquirol publia sa doctrine des monomanies :
« Tantôt, dit-il, le désordre intellectuel est concentré
sur un seul objet ou sur une série d'objets circonscrits ;
les malades partent d'un principe faux dont ils suivent,
sans dévier, les raisonnements logiques et dont ils
tirent des conséquences légitimes qui modifient leurs
affections et les actes de leur volonté. Hors de ce délire
partiel, *ils sentent, raisonnent, agissent comme tout le monde ;*
des illusions, des hallucinations, des associations vicieuses d'idées, des convictions fausses, erronées, bizarres, sont la base de ce délire que je voudrais appeler
monomanie intellectuelle. Tantôt les monomaniaques ne
déraisonnent pas, mais leurs affections, leur caractère
sont pervertis ; par des motifs plausibles, par des explications très-bien raisonnés, ils justifient l'état actuel de
leurs sentiments, et excusent la bizarrerie, l'inconve-
nance de leur conduite : c'est ce que les auteurs ont appelé *manie raisonnante*, mais ce que je voudrais nommer
monomanie affective. Tantôt la volonté est lésée : le malade, hors des voies ordinaires, est entraîné à des actes
que la raison ou le sentiment ne déterminent pas, que

la conscience réprouve, que la volonté n'a plus la force
de réprimer ; les actions sont involontaires, instinc-
tives, irrésistibles, c'est la *monomanie* sans délire ou la
monomanie instinctive. (1)» Esquirol citait de nouveaux
faits.

Se rendant à l'évidence, les magistrats suivaient,
d'un pas prudent, les médecins sur ce terrain nouveau
de l'observation moderne. Ils commençaient à voir et à
croire que les fous ne se distinguent pas toujours à leur
incohérence ou à leurs extravagances. Ils se rappelaient
enfin l'axiome de d'Aguesseau : «Un fou peut commettre des actes de sagesse, un sage ne saurait commettre des actes de folie.» Ils faisaient donc des concessions; mais, ne cédant qu'avec défiance, ils étaient
prêts à retirer le lendemain ce qu'ils avaient accordé la
veille.

Pour achever de les convaincre, que restait-il à faire?
Peu de chose. Il eût fallu, comme Pinel, comme Georget, comme Esquirol, se borner à recueillir des faits et
à les interpréter : observer des aliénés, retracer leur
délire et compléter leur observation par le récit des
actes raisonnables dont ils avaient été capables. Pour
mieux entraîner les convictions, on eût pu choisir, parmi
les aliénés les plus instruits ou les mieux doués, ceux
dont les productions intellectuelles avaient le plus de
valeur, et, en regard de ce qu'ils avaient fait d'extrava-
gant, montrer ce qu'ils avaient produit de remarquable.
Rien, selon nous, n'est plus éloquent qu'une bonne et
belle observation : que valent auprès d'un fait bien
authentique les plus beaux raisonnements du monde?

(1) Esquirol, des Maladies mentales.

M. Trélat l'a si bien compris qu'il n'a pas procédé autrement. Son étude si intéressante sur la *folie lucide* n'est qu'une collection de faits ainsi présentés. Mais pourquoi M. Trélat n'a-t-il traité son sujet qu'au seul point de vue, à notre avis trop restreint, du mariage et de ses liens plus ou moins assortis? Les curieuses, les remarquables observations qui donnent à cette étude une valeur réelle, étaient susceptibles d'une application plus large, plus féconde, plus utile surtout à la cause des aliénés. Ne le fait-il pas entrevoir lui-même dans ces passages : « C'est parmi ces malades que se trouvent un assez grand nombre d'êtres tantôt considérés comme aliénés, tantôt comme malfaiteurs.... Les fous lucides maniaques ou monomaniaques sont les aliénés les plus contestés parmi les gens du monde et pourtant les plus malfaisants. » En creusant son sujet dans ce sens éminemment pratique, dont les applications à la médecine légale ne sont que trop fréquentes, M. Trélat eût vivement impressionné les magistrats. Il le pouvait, car bon nombre de ses observations sont prises parmi les malades séquestrés. Mais au lieu de nous montrer ces malades à la barre des tribunaux où doivent fatalement les amener les tendances de leur délire, il a mieux aimé nous les représenter dans le monde des salons « où ils aiment à briller, où ils sont charmants, où semblables à des gens sensés, ils se distinguent quelquefois par les formes les plus séduisantes » (1). Puisqu'ils vivent si facilement en liberté, puisqu'ils sont l'ornement et le charme de la société où ils peuvent vivre et se marier sans qu'on s'aperçoive de leur état,

(1) Trélat, Folie lucide.

puisqu'en un mot ils ne sont pas assez fous pour qu'on ose les séquestrer, ces gens-là sont en grande partie responsables de leurs actes, se sont dit les magistrats, c'est tout au plus si nous leur devons le bénéfice des circonstances atténuantes : les fous lucides ne sont que des demi-aliénés. Dans l'esprit des gens du monde, ce dernier mot peint le livre de M. Trélat. Si l'on considère le but qu'il s'est proposé en l'écrivant, rien de mieux pour eux que la croyance à cette demi-aliénation ; mais pour des magistrats, doit-il y avoir des demi-aliénés ? En médecine légale, lucide ou non, un fou ne saurait l'être à demi. Sans doute il y a dans la folie une infinité de degrés, mais pour si différents que soient deux fous entre eux, ils sont fous, c'est-à-dire irresponsables tous deux, comme nous tâcherons de le démontrer. M. Trélat a eu le tort de croire gagnée la cause défendue par ses prédécesseurs. « Les affaires judiciaires de cette nature sont, dit-il, généralement bien jugées maintenant, et le sont presque toujours conformément aux rapports des médecins dont on invoque les lumières. » Il a dû s'apercevoir depuis de son erreur. C'est à son propos qu'un avocat général disait récemment aux jurés : « On voudrait faire croire qu'il n'y a aucune différence entre un criminel et un fou, que l'un et l'autre sont des malades, qu'il faut les traiter et non pas les punir. » Non, les avis des médecins ne sont pas aussi écoutés que l'a cru M. Trélat. Il a pu entendre, après l'avocat général, le président prononcer lui-même ces paroles significatives : « Messieurs les jurés voient la signification de ce que je leur ai dit : les médecins voient des malades, des fous, dans presque tous les accusés. C'est à MM. les jurés qu'il appartient de dire s'ils ont sous les yeux un fou ou un coupable » (1). Partant de cette opinion qui a pris de nos jours une consistance alarmante, les jurés ne s'en rapportent plus que rarement, — il faut bien le dire, — aux rapports des médecins, et ils absolvent ou condamnent selon leur conscience, c'est-à-dire en aveugles. Ils ne s'en rapportent qu'à eux-mêmes. C'est au point que dans une affaire criminelle assez récente, où la folie était alléguée par la défense, reconnue par de nombreux témoins, prouvée par les faits eux-mêmes, le tribunal s'est déclaré suffisamment éclairé, et a refusé, non pas de s'en rapporter aux conclusions des experts, mais, ce qui est autrement grave, de faire examiner l'accusé par des aliénistes. L'accusé, et selon nous le fou, ce fou, jusque-là si doux, si bon, qui tout à coup avait été pris d'un accès comme autrefois sa mère morte depuis dans un asile, ce fou a été reconnu lucide par les magistrats. Il a eu le malheur de répondre avec précision à quelques questions. « Je me demande, s'est écrié M. le président, si un vrai fou pourrait ainsi préciser ses souvenirs ! » (2). On a condamné, naturellement, ce malheureux aux travaux forcés à perpétuité : messieurs les jurés n'ont vu dans sa folie, qui sautait aux yeux, qu'une circonstance atténuante.

Voilà où nous en sommes. Il est donc on ne peut plus regrettable, avec les scrupules de la magistrature actuelle, que le livre si instructif et si attachant de M. Trélat ait contribué à répandre parmi les magistrats l'idée d'une demi-aliénation entraînant à des actes susceptibles d'une responsabilité partielle. A ce point

(1) Cour d'assises de la Seine. Audience du 28 mars 1865.
(2) Cour d'assises de l'Ariége, octobre 1865.

de vue, au lieu d'avoir continué l'œuvre de Pinel et d'Esquirol, dont M. Trélat est assurément l'un des élèves les plus convaicus, la *folie lucide*, qui s'occupe trop des torts et pas assez des intérêts des aliénés, n'a fait qu'accroître les indécisions des juges.

Il faut reconnaître que ces derniers n'ont pu le lire qu'avec un esprit prévenu et qu'ils doivent être persuadés qu'à son insu M. Trélat a, dans ses observations, forcé la note de la folie. Fous, dans la bouche d'un aliéniste, signifie demi-fous pour un magistrat : *à fortiori* fous lucides. Il ne faut pas s'en étonner. Avant la publication des *Fous lucides*, deux ouvrages dont on ne saurait contester la valeur, le *Démon de Socrate* et la *Psychologie morbide*, n'avaient pas peu contribué à jeter le discrédit sur les doctrines des aliénistes.

Nous avons montré dans quelle voie, avant M. Lélut et M. Moreau, les aliénistes avaient poussé la médecine légale des aliénés, nous avons parlé des hésitations bien naturelles de la magistrature, nous avons dit ce qui restait à faire après Georget. Il ne restait plus qu'à chercher dans les asiles et à mettre sous les yeux de tous la preuve palpable de ce qu'il avait avancé. Il s'agissait de prouver, par des observations, que les deux termes raison et folie, selon le vulgaire, si opposés, si incompatibles, ne s'excluent pas nécessairement ; que, bien au contraire, tout aliéné en présente un certain mélange dont les proportions réciproques varient à l'infini ; que, dans ces variations, de même que la folie peut se manifester avec un développement suffisant pour *éclipser* la raison, de même la raison peut se déployer assez pour *masquer* la folie. Dans ce dernier cas, on le comprend, rien de plus difficile à apercevoir que la folie, qui n'est pas, il s'en faut, toujours en scène, comme l'ont cru les ignorants qui se sont basés sur cette erreur pour en déclarer le diagnostic on ne peut plus facile. Pinel rapporte que des étrangers venus à la Salpêtrière pour visiter les aliénées étaient déjà depuis quelque temps dans les divisions au milieu d'elles quand ils lui dirent : « Mais, où sont les folles ? » Il nous est quelquefois arrivé de conduire des médecins aux soirées de Charenton, et plus d'un est venu nous dire : « Où sont donc les fous ? » après avoir longtemps causé avec les malades au milieu desquels nous l'avions laissé. Ces faits prouvent qu'il suffit d'entrer dans un asile, de questionner autour de soi, d'observer enfin, pour s'assurer de la vérité des propositions que nous venons d'émettre.

M. Lélut ne s'en tint pas aux preuves que pouvaient lui fournir les asiles. Il voulut, d'un coup audacieux, emporter les adhésions. Il s'attaqua d'abord au cas le plus rare, le plus capable de frapper les esprits : il montra que la plus haute raison, que le génie même peut coexister avec la folie, et pour exemple il prit Socrate (1). On ne pouvait pas mieux choisir : l'exemple était saisissant; malheureusement il était discutable : « C'est parce que M. Lélut n'a pas emporté d'emblée la condamnation de Socrate, dit M. A. Lemoine, que sa thèse générale n'a pas été acceptée universellement et de prime abord; la grandeur, l'étrangeté, l'incertitude de l'exemple a nui à la thèse qu'il devait établir et la vérité en a souffert » (2).

(1) Lélut, du Démon de Socrate.
(2) Albert Lemoine, De l'Ame et du corps.

M. Lélut, on le voit, était arrivé jusqu'aux extrêmes limites du sujet en question. M. Moreau, poussant plus loin encore, entrevit des. horizons fantastiques. Que M. Moreau nous pardonne cette expression ; personne n'a plus que nous de respect et d'admiration pour les qualités séduisantes de son incontestable talent ; mais, en disant qu'il s'est laissé entraîner beaucoup trop loin, nous rendons moins notre pensée que nous ne résumons celle des philosophes et même des médecins qui, ayant lu la *Psychologie morbide*, se sont crus en droit de le blâmer d'avoir voulu faire de la folie la condition ordinaire du génie humain. Nous reconnaissons avec lui « qu'une fois qu'une idée a fait son apparition dans le monde, si cette idée est la vérité, il n'est au pouvoir de qui que ce soit d'en arrêter le développement » ; mais, sans discuter ce qu'il peut y avoir de paradoxal ou de vrai dans son idée, « le génie n'est qu'une névrose » (1), nous constatons qu'au point de vue qui nous occupe la *Psychologie morbide* a dû jeter le trouble et le doute dans l'esprit des magistrats ; que les tendances de cette œuvre ont propagé et établi définitivement parmi eux une opinion déjà vieille, quoique rajeunie par le *Démon de Socrate* (2), opinion malheureuse, regrettable, fatale à la cause des aliénés : c'est que les aliénistes voient des fous partout.

N'est-ce pas pour avoir été chercher leurs preuves en dehors de la pratique où les faits sont toujours sinon éclatants, du moins incontestables, n'est-ce pas pour

(1) Moreau, Psychologie morbide.
(2) Dans la préface de la Psychologie morbide, M. Moreau rappelle qu'à l'apparition du Démon de Socrate il y eut un *tolle* général.

Sentoux. 2

avoir abordé, au lieu des faits, les théories que M. Lélut et M. Moreau ont effrayé les magistrats? Engagés à regret dans la voie ouverte par Pinel, Fodéré, Georget, Esquirol et Marc, ils ont cru prudent de reculer. Ils veulent juger sur des faits et non sur des hypothèses : quoi de plus naturel?

Voilà le point de départ, la cause, l'explication des défiances qu'inspirent aux magistrats les opinions des aliénistes. Mais ni M. Lélut, ni M. Moreau, n'ont écrit leurs livres pour les magistrats ; experts, ils ne sortiraient pas des bornes du fait en litige ; ni eux, ni d'autres ne les ont jamais outrepassées : que ceux qui affirment inconsidérément le contraire citent donc un exemple à l'appui! En ce sens il serait souverainement injuste de faire même une allusion à leurs spéculations, qui sont, d'ailleurs, absolument étrangères à la médecine légale ; n'est-ce pas plutôt aux magistrats qu'il faut s'en prendre si, apportant au prétoire leurs préventions du dehors, ils jugent et repoussent comme entachée des théories de tel ou tel auteur l'opinion émise par des experts compétents sur un fait particulier, défini, complétement en dehors le plus souvent de ces théories?

Cette nuance a échappé sans doute à M. Legrand du Saulle lorsque, dans *la Folie devant les tribunaux*, il a écrit : « Leur répugnance à admettre les appréciations médicales ne peut-elle pas se justifier par nos anciennes tendances à l'exagération? (1) »

Que M. Legrand du Saulle nous permette de repousser, au moins pour lui-même, une pareille insinuation. Il prend bravement sa part du blâme qu'il dispense à

---

(1) Legrand du Saulle, la Folie devant les tribunaux, ouvrage couronné par l'Institut.

tous, mais, après avoir lu son livre, nous ne saurions
le prendre au sérieux ; nous sommes persuadé qu'il connaît trop bien les divers degrés de la folie pour avoir
jamais pu dépasser dans l'examen d'un acte incriminé
l'échelon auquel il correspondait sur l'échelle de l'irresponsabilité. S'il a eu le talent et le bonheur de rester
dans la mesure, pourquoi tel autre, son maître ou son
collègue, l'aurait-il dépassée ? Nous devinons M. Legrand du Saulle : il a voulu gagner les magistrats par
une politesse de bon aloi ; en faisant galamment, au nom
de tous ses confrères, son *mea culpa*, il a voulu faire entendre à la magistrature qu'elle a aussi à faire le sien.
Il lui a cédé le pas, mais, sous sa courtoisie, l'ironie
perce, quelquefois amère, témoin ce passage :

« *Conduite que doivent tenir les médecins experts* : Les médecins légistes ne doivent pas faire entendre aux magistrats des paroles en contradiction trop flagrante avec
les idées reçues ; sans cela leur intervention pour vouloir atteindre un but éminemment respectable *dépasserait les limites admissibles* et sèmerait l'incrédulité dans
le prétoire » (1). Évidemment on doit prendre ce passage
dans le sens ironique ; chacun sait, et M. Legrand du
Saulle mieux que personne, qu'en vertu d'une pareille
théorie il faudrait condamner Wier et tous ceux qui,
parmi ses courageux successeurs, osèrent s'élever
contre les idées reçues à leur époque, et affirmer que
les possédés du démon n'étaient que des insensés, il
faudrait convenir qu'ils dépassèrent les limites admis-

(1) Si vous voulez faire fortune, les anciens vous ont donné un
secret excellent : écoutez l'écho, criez avec tout le monde. Si, au
contraire, vous voulez servir « la Science, » cherchez la Vérité, et
quand vous l'aurez trouvée, défendez-la hardiment. (Ed. Laboulaye :
leçons du Collége de France.)

sibles, et justifièrent par leurs exagérations ce juge qui disait des démonolâtres : « Je désireroys qu'ils fussent tous mis en un seul corps pour les faire brusler tout à une fois en un seul feu. »

Que M. Legrand du Saulle nous excuse de débarrasser ainsi des voiles dont il s'est plu à les envelopper ses épigrammes à la magistrature, ceux qui ne sont pas au courant de ces questions brûlantes n'en saisiraient pas les sous-entendus. Continuant sur le même ton, M. Legrand du Saulle, après nous avoir fait ainsi comprendre adroitement ce qu'il entend par les exagérations de la science, rend encore le trait plus piquant en nous montrant la science obligée, pour ne pas tomber dans ces exagérations, de faire plier ses principes devant les préjugés de la magistrature ! « L'heure d'un mutuel échange de concessions a sonné, » dit-il avec finesse. Pour les naïfs qui auraient pris à la lettre toutes ces allusions aux prétentions inconsidérées de ces personnages qui, du haut de leur siége, font maintenant la leçon aux médecins sur la médecine, nous allons compléter la pensée de M. Legrand du Saulle en représentant la science telle qu'elle se montre au prétoire quand elle est jalouse d'y imposer dignement et ses idées et le respect. Courageuse, austère, inaccessible à l'influence des temps et des milieux au sein desquels elle est appelée à faire entendre sa voix, la science n'a souci que de la vérité, et elle sait que la vérité plane immuable au-dessus des préjugés, des opinions contradictoires, des idées reçues qui passent et changent, inconstants comme les flots. Georget raconte que, dans l'affaire Pannetier, un magistrat ayant dit au Dr Courties, chargé d'examiner l'état mental du prévenu : « Gardez-vous bien de parler de monomanie ; c'est un système propre à favoriser le crime, » celui-ci lui répliqua : « Je parlerai suivant ma conscience » (1). Voilà le langage de la science. Les yeux fixés sur la vérité, la science n'a qu'un but, c'est d'être son interprète : toute autre préoccupation lui ferait perdre à la fois son caractère et sa dignité. C'est pourquoi, dût-elle être méconnue, repoussée même, il ne lui appartient pas de se prêter à des « transactions amiables, » ni de s'accommoder de ce « mutuel échange de concessions » que M. Legrand du Saulle n'a pu qu'ironiquement proposer (2).

Nous en avons pour garant le respect qu'il professe pour l'opinion de M. Tardieu, notre modèle et notre maître à tous en médecine légale. Or M. le professeur Tardieu dit formellement : « Il appartient aux médecins plus qu'à personne d'étudier et d'éclairer ces questions dont l'homme tout entier est le sujet ; ils ont eu la gloire, dans le passé, de dissiper presque à eux seuls les ténèbres dont le fanatisme et l'ignorance avaient enveloppé l'étude de la folie, et ils doivent se garder de légitimer par leur insouciance et leur abandon, l'intervention des philosophes, des historiens, *des légistes surtout*, dans l'appréciation des maladies mentales » (3).

Ce langage nous encourage et nous pousse à aborder après tant de maîtres un sujet que tous, nous l'avons fait voir, ont exploré dans des sens divers. Nous le faisons

(1) Georget, Discussion médico-légale sur la folie, 1827, 3° article.

(2) Il n'y a que certains tribunaux du bon vieux temps qui se crurent fondés à demander aux savants des « concessions aux idées reçues. » L'histoire les a justement flétris, et elle a enregistré ce cri d'une conscience révoltée : «E pur si muove !» à la gloire de Galilée, c'est-à-dire de la science humiliée.

(3) Tardieu, Archives générales de Médecine.

avec la conscience de notre faiblesse et par conséquent avec la prudence qui convient à un débutant. Nous bornerons autant que possible notre horizon, et nous aurons soin de ne nous engager que sur un terrain essentiellement pratique, ne voulant pas courir le risque de nous égarer.

C'est pourquoi nous renonçons à le traiter en ce moment sous le titre *Des aptitudes intellectuelles des aliénés* comme nous nous l'étions d'abord proposé. Nous traiterons plus tard, avec tous les développements qu'il comporte, cet intéressant sujet qui nous permettra de montrer sous leur véritable jour les fous tels qu'ils sont, tels qu'on les observe dans les asiles quand on les étudie à la bibliothèque, aux salons, aux réunions musicales ; dans leurs paroles, leurs |écrits, leurs actes raisonnables ; en un mot au point de vue des manifestations non délirantes de leur étal mental. Ce sujet est si vaste que, si nous voulions l'embrasser d'un coup d'œil trop rapide, nous laisserions malgré nous échapper une foule de détails, peut-être des plus instructifs ; et si nous voulions l'examiner, dans ses détails, en entier, nous nous exposerions à dépasser de beaucoup les limites dans lesquelles nous voulons rester aujourd'hui. Nous aimons mieux le morceler et signaler seulement dans cet essai l'un de ses aspects les moins connus, les plus curieux, celui qui a trait à la surexcitation des facultés intellectuelles. On peut le considérer à part, d'autant mieux que cette surexcitation se produit au début, au moment où à la fin des paroxysmes du délire, et qu'elle est par conséquent bien distincte de l'exercice habituel des facultés intellectuelles qui se montre compatible avec toutes les formes de folie.

Quel médecin, en observant les aliénés quand ils sont en proie à leur accès, n'a pas eu l'occasion de constater que ces accès stimulent quelquefois au plus haut point leur activité intellectuelle ? Cette suractivité se traduit le plus souvent chez les intelligences médiocres par des productions médiocres ou tout à fait hors des voies de la raison. Mais il peut arriver que l'exaltation agrandisse en quelque sorte l'entendement au lieu de le troubler ; il peut se faire qu'elle communique à certains esprits d'une portée supérieure un enthousiasme et un élan extraordinaires et que, sous cette influence, des fous, dans un accès de folie, retrouvent leurs souvenirs, et rendent leurs pensées avec une précision, une facilité, un bonheur qui ne sont pas dans leurs moyens habituels.

C'est dans ce sens seulement que nous allons envisager la question de la surexcitation des facultés intellectuelles dans la folie, ou plutôt que nous allons apporter à la science quelques matériaux nouveaux pour lui en faciliter l'étude. De plus habiles que nous interpréteront nos observations au point de vue psychologique, philosophique ou physiologique ; nous n'en tirerons quelques conséquences qu'au point de vue médico-légal.

Sans se préoccuper de ces applications, Parchappe étudia ce sujet, et pour mieux l'approfondir, en recueillit un certain nombre d'observations (1). Dans ces observations il ne se borna pas à dire comme ses prédécesseurs « le malade s'exprimait avec éloquence, écrivait avec facilité, faisait même des vers ; en un mot, il y avait surexcitation évidente des facultés intellectuelles. » A l'appui de cette opinion et pour rendre chacun juge de

(1) Parchappe, Symptomatologie de la folie.

cette surexcitation, il reproduisit certains écrits des aliénés dont il racontait l'histoire.

Pour si vaste que soit le terrain de l'observation moderne, tous les sentiers en sont, on le voit, plus ou moins battus ; à défaut d'autre mérite, nous voulons du moins avoir celui de nous engager dans une des voies les moins pratiquées.

C'est pourquoi, marchant sur les traces de Parchappe, bien persuadé d'ailleurs que nous ne saurions choisir un meilleur guide, nous compléterons, nous aussi, nos observations par la reproduction des écrits, prose ou poésie, composés par les aliénés qui en sont le sujet.

Nous avons l'espoir que tous ceux qui sont capables d'en tirer parti les liront avec intérêt, que tous les jugeront utiles à la science. Dans le cas où cet espoir viendrait à être déçu, nous répéterions en toute humilité ces paroles, trop modestes de la part d'un homme de talent et d'expérience, d'un savant tel que M. F. Voisin, mais qui dans notre bouche seraient la peinture fidèle de la situation morale et des sentiments sous l'empire desquels nous les publions.

« Si je me suis abusé sur l'importance et l'utilité de mon travail, je prie mes lecteurs d'excuser une illusion qui tient aux faiblesses de l'humanité, et sans l'excitation de laquelle peut-être beaucoup d'hommes, dans la défiance de leurs moyens, n'oseraient rien entreprendre pour eux-mêmes, ni pour le bien de leurs semblables (1). »

(1) Félix Voisin, Études sur la nature de l'homme.

CHAPITRE II.

HISTORIQUE.

> Ignorer ce qui s'est passé avant nous, c'est rester toujours enfant. A quoi sert en effet l'âge de l'homme, si le souvenir des choses dont il a été témoin reste isolé de celui des choses qui se sont passées chez ses prédécesseurs ?
>
> (Cic., *in Orat.*, cap. 36.)

> L'histoire de la manie n'est-elle point liée avec toutes les erreurs et les illusions d'une crédulité ignorante, les miracles, les prétendues possessions du démon, la divination, les oracles, les sortiléges ?
>
> (Pinel.)

La première fois qu'un fou, dans un paroxysme d'agitation et d'enthousiasme, parla en public et se dit inspiré des dieux, les hommes, trompés sur la cause et abusés sur la portée de ce phénomène, ne purent qu'être frappés de crainte et de respect.

En effet : « L'accroissement d'activité des facultés intellectuelles est, selon P. Falret, un état si remarquable dans la folie, que le spectacle de l'accroissement d'activité de l'esprit est quelquefois très-imposant chez les malades naturellement intelligents. Ils parlent alors avec une force de pensée, une pompe, un bonheur d'expressions, une énergie de gestes qui captivent tous ceux qui les entourent, et, si les sujets qu'ils traitent sont élevés et d'un grand intérêt, ils peuvent exercer, et ils exercent, en effet, la plus grande autorité » (1). Quelle ne dut pas être, dans l'enfance des peuples, l'influence

(1) J.-P. Falret, des Maladies mentales.

qu'exercèrent sur les masses les fous de cette espèce !
Quelle ne dut pas être l'admiration superstitieuse de
leurs contemporains, surtout si ces fous leur étaient
déjà supérieurs par leur éloquence, leurs connaissances,
leur niveau intellectuel ! Trop ignorants pour voir une
maladie naturelle dans cette acuité de l'esprit coïnci-
dant avec des actes d'extravagance ou avec des convulsions, les premiers hommes en firent une maladie
surnaturelle, et, se prosternant devant les fous, ils les
consultèrent comme des oracles et les honorèrent
comme possédés du souffle divin. Un dieu les agitait,
un dieu les inspirait. Plus tard, avec le christianisme,
les dieux de l'antiquité païenne ayant été relégués dans
les enfers, où, grâce à leur ancienne dignité, ils furent
pourtant élevés au rang de puissances infernales (1), il
s'ensuivit que les pauvres fous, déchus de leur ancienne
influence, durent être logiquement brûlés comme
possédés du démon.

Une pareille vicissitude dans leur fortune dit assez
que ce n'est point à un sentiment de compassion phi-
lanthropique, mais à l'idée fausse d'une possession
réelle qu'il faut attribuer les honneurs presque divins
que leur rendirent les diverses religions qui en firent
leurs prophètes. C'est égarés par un erreur pareille,
que d'autres prêtres, au nom du vrai Dieu, les livrèrent
plus tard au bourreau. Certes, ils n'avaient mérité « ni
cet excès d'honneur, ni cette indignité », mais ils subis-
saient les conséquences de la crainte superstitieuse
qu'inspirait leur supériorité apparente ou réelle (2).

(1) Lactance, de Falsa religione, I, p. 17. — S. Augustin, de Ci-
vitate Dei, VIII, 19. — Milton, Paradis perdu, etc.

(2) Voir Calmeil, de la Folie considérée au point de vue patholo-

Cette croyance à la supériorité surnaturelle que donne la folie, habilement entretenue et exploitée par les prêtres, se retrouve avant l'ère vulgaire dans toutes les religions et chez tous les peuples. « Toutes les nations grossières se ressemblent, dit Sprengel (1) ; leurs prêtres ne sont que des imposteurs qui s'arrogent la possession exclusive de la médecine et des autres sciences. La médecine surtout, abandonnée exclusivement aux prêtres, fut, chez les Égyptiens, chez les Grecs, chez les Romains, de même que chez les Hindous, un tissu de jongleries absurdes, un vrai système de supercheries plus ou moins raffinées, à l'aide desquelles les ministres de la religion se jouaient de la crédulité des profanes. » On comprend que ces ministres, qu'ils s'abusassent ou non sur les causes de la surexcitation intellectuelle des premiers fous inspirés qu'ils rencontrèrent, ne manquèrent pas d'en tirer tout le parti possible.

Oracles, prophètes, Pères du désert, ascètes et mystiques, c'est dans vos rangs que se sont produits, dans les temps anciens, la plupart des cas de folie avec surexcitation des facultés intellectuelles. L'histoire est là pour le prouver.

Les traditions religieuses et littéraires, à défaut de l'observation médicale, nous ont conservé la peinture des phénomènes de ce délire inspiré, méconnu dans sa nature, mais si bien décrit dans ses caractères, que nous n'hésitons pas à le revendiquer comme appartenant à notre sujet.

gique, philosophique, historique, judiciaire, et particulièrement « Théomanie de Jeanne d'Arc : l'élévation et les malheurs de la Pucelle sont dus à l'exaltation et à la nature de son délire, » ch. 2, § 1er.

(1) Histoire de la médecine.

Avant d'interpréter ces diverses traditions, et d'examiner l'état mental des sibylles et des prophètes, avant d'accepter les interprétations de Leuret, de Parchappe, de MM. Calmeil, Maury, etc., sur les ascètes et les mystiques, personnages plus récents dont une religion mal éclairée sanctifia les hallucinations, nous dirons avec le professeur Royer-Collard : « Toute religion a pour premier précepte l'assujettissement de la raison ; par cela seul qu'elle dicte la loi, elle n'entre point en compte avec le scepticisme, elle n'argumente point. Qui dit dogme, dit asservissement de la raison ; donc, le fait même de la religion est de trancher les difficultés, non de les résoudre ; et toutes les fois qu'on raisonne, on essaye de voir jusqu'où l'on peut aller sans la religion. La philosophie n'a, par conséquent, rien de commun avec elle, et puisque nous voulons user de notre raison, voyons quelles issues celle-ci pourra nous indiquer. »(1)

A ces fins, il faut mettre de côté nos croyances et débarrasser de toute attache notre raison, avant de nous engager dans la discussion des particularités historiques de notre sujet.

§ I. — *Avant l'ère vulgaire.*

Quel est le premier fou connu qui, dans ses accès de folie, se fit remarquer par la supériorité, l'exaltation, la surexcitation de son intelligence?

Peut-être Moïse.

C'est l'opinion de quelques médecins et en particulier de Leuret.

(1) Royer-Collard, Journal hebdomadaire de médecine, 1829.

Moïse était-il réellement fou, avait-il des hallucinations fréquentes et peut-on invoquer à l'appui de cette opinion le chapitre 33 de l'Exode, comme l'a fait Leuret? Nous ne pouvons l'admettre, et voici nos motifs :

Selon Sprengel, on ne peut révoquer en doute que Moïse n'ait calqué en partie ses lois sur les institutions sociales de l'Égypte. Comme la domination des prêtres formait en Égypte la base de la constitution, Moïse établit aussi chez les Israélites un gouvernement purement théocratique (1). De même que chez les Égyptiens les connaissances de tout genre étaient héréditaires dans la caste des prêtres, de même il voulait que les lévites fussent héréditairement juges et médecins du peuple.

Il ne faut donc pas s'étonner que, pour jeter les fondements d'un ordre social nécessaire dans ce troupeau d'esclaves ignorants et grossiers qu'il voulait arracher à l'esclavage, Moïse ait eu recours aux pratiques des prêtres égyptiens dont il connaissait tous les secrets. Diodore de Sicile (2) dit qu'ils indiquaient à l'avance les années de stérilité et d'abondance, les contagions, les tremblements de terre, les inondations, l'apparition des comètes, et Jamblique (3) explique comment et dans quel but : observateurs des météores et des révolutions athmosphériques, ils prévoyaient certains phénomènes qui reviennent encore assez périodiquement en Égypte, les prédisaient et se donnaient pour les avoir produits. Moïse les annonça comme eux, mais il en rapporta la connaissance à l'inspiration de Jéhovah. Il faut en outre

(1) Mos., XIX, 6.
(2) Diod. de Sic., I, 81.
(3) De Mysteriis Ægyptiorum.

ne pas oublier que Moïse était en même temps qu'un grand législateur, un grand poëte, et comme à nos poëtes tout est dicté par la Muse (1), tout ce qu'il faisait, tout ce qu'il disait lui était inspiré par Jehovah. « Jehovah est le médecin du peuple, » dit-il quelque part, et, selon Sprengel, « il donne les preuves les moins équivoques de ses connaissances profondes en médecine, dans la partie de ses lois qui contient des principes d'hygiène. » Est-ce à dire qu'une hallucination ait pu lui faire découvrir ces préceptes? ou bien que, les ayant puisés dans des connaissances précédemment acquises, il ait réellement cru qu'ils venaient de lui être inspirés par Jéhovah? Non, nous ne pouvons être de l'avis de Leuret,

LA MUSE.

(1) Poète, prends ton luth et me donne un baiser
. . . . Regarde, je suis belle.
Notre premier baiser, ne t'en souviens-tu pas,
Quand je te vis si pâle au toucher de mon aile
Et que les yeux en pleurs tu tombas dans mes bras ?

LE POÈTE.

Est-ce toi dont la voix m'appelle,
O ma pauvre Muse, est-ce toi ?

Dans quatre mille ans ne pourra-t-on pas dire avec tout autant de raison, à propos de ces vers de Musset, ce que Leuret a dit de certains versets de l'Exode : « Il est difficile, pour moi cela est impossible, de comprendre ce passage, si l'on ne donne à Dieu (à la Muse) la forme d'un corps, et dans tout ce que dit Moïse (Musset) je vois une hallucination bien manifeste. »

Nous savons bien que Leuret s'appuie sur l'opinion des moines d'Égypte, qui comprirent l'apparition de Dieu dans le sens littéral que lui donne Moïse, et qui crurent que Moïse regardait Dieu comme un être corporel. Mais, comme un peu plus loin Leuret démontre que ces moines étaient fous, son argument est sans valeur.

lorsqu'il dit de Moïse « que sa pensée, qui a presque toujours un caractère d'élévation remarquable, ne se présentait à son esprit dans les circonstances où il parlait
au nom de Dieu que sous la forme d'une inspiration
ou d'une hallucination, » et nous le regrettons pour notre
thèse, car si nous croyions Leuret dans le vrai, nous cite-
rions en Moïse le premier cas d'aliénation mentale connu,
et ce premier cas serait en même temps le cas le plus
remarquable peut-être de folie avec surexcitation des
facultés intellectuelles.

Selon nous donc, l'intervention de Jéhovah dans les
chefs-d'œuvre de Moïse n'est nullement pathologique,
elle est à la fois poétique et politique.

L'aliénation de quelques autres grands prophètes est
moins problématique : Isaïe, Ézéchiel, Jérémie étaient
assurément des fous hallucinés, et les prophéties qu'ils
nous ont laissées portent la trace irrécusable de la surexcitation intellectuelle qui les leur a inspirées.

Celui qui passe pour le plus sublime, Isaïe, dont le
style, d'une véhémence extrême, trahit l'exaltation, était
un monomane qui a pris soin de nous peindre lui-même
sa monomanie. Il allait sans souliers, entièrement nu,
pour être comme un prodige qui marque ce qui doit arriver (1). Ce fait est pris à la lettre et admis comme vrai
par tous les Pères de l'Église.

Ézéchiel, qui est après Isaïe le plus éloquent des prophètes, avait des accès de manie pendant lesquels il er-
rait au hasard, appelant le Seigneur, faisant les gestes
les plus extravagants et mangeant « l'ordure qui sort de

______

(1) Ch. 20, v. 2 et 3.

l'homme » (1); « inquiets, dit le R. P. jésuite Berruyer, ses amis et ses voisins le prirent pour fou et le garrottèrent » (2). C'est après ces accès qu'il écrivait les choses extraordinaires que lui avait ordonnées et annoncées le Seigneur.

Jérémie qui, lui aussi, fut garrotté et enfermé (3) pour ses déclamations exaltées, qui même, assure-t-on, fut lapidé par le peuple irrité de ses prédictions sinistres (4), Jérémie était un mélancolique, et c'est dans un état de surexcitation qui ne lui permettait pas d'écrire qu'il faisait ses prophéties. Baruch, son disciple, les recueillait telles qu'il les prononçait quand il était hors de lui, et c'est ainsi que nous ont été conservées ses *lamentations* que l'on regarde comme le chef-d'œuvre de la poésie élégiaque chez les Juifs.

Quoi, dira-t-on, Isaïe, Ezéchiel, Jérémie, étaient des aliénés! — Oui, dit Leuret, « et ils étaient jugés tels même par leurs contemporains; car, ainsi que le fait observer saint Augustin, du temps qu'Elysée était en Judée, ni lui, ni les autres prophètes n'étaient point respectés par la plus grande partie du peuple qui les regardait comme des insensés. »

Jamblique (5) parlant de l'inspiration qu'il appelle aussi souffle divin, fait une peinture des prophètes, qui

(1) Ch. 3, v. 12.
(2) Histoire du peuple de Dieu, par Berruyer.
(3) J., ch. 28, v. 10.
(4) « On condamna aux flammes, en 1535, sept misérables qui jetaient l'épouvante dans Amsterdam en faisant retentir l'air de ces cris : Malheur! malheur! le jour de la divine vengeance est arrivé! Théodore de Sartor, leur chef, se croyait prophète..... Ces insensés étaient absolument nus.» (Calmeil, loc. cit., t. II, p. 243.)
(5) Loc. cit., sect. iii, cap. 4 et 5.

est le portrait de bien des fous : « Les inspirés, dit-il,
sont agités de tout le corps.., ils ne connaissent pas
eux-mêmes les opérations de leur esprit, ils ne vivent
ni de la vie de l'homme, ni de la vie des animaux, mais
d'une vie divine qui les possède. » Voici du reste à cet
égard l'opinion de Pinel, formellement exprimée dans
son traité sur la manie (1). « Cette exaltation, lorsqu'elle
est assuciée à l'idée chimérique d'une puissance su-
prème ou d'une participation à la nature divine, porte
la joie de l'insensé jusqu'à une sorte d'enchantement et
d'ivresse du bonheur. Un insensé qui, durant ses accès,
se croyait le prophète Mahomet, prenait alors l'attitude
du commandement et le ton de l'envoyé du Très-Haut;
ses traits étaient rayonnants, et sa démarche pleine de
majesté. Un jour que le canon tirait à Paris pour des
événements de la révolution, il se persuade que c'est
pour lui rendre hommage; il fait faire silence autour de
de lui, il ne peut plus retenir sa joie, et c'est peut-être
l'image la plus vraie de l'inspiration surnaturelle ou
plutôt de l'illusion fantastique des anciens prophètes. »

Chez les Grecs, la religion enseignait que certains
fous étaient de véritables prophètes. Pour s'en convaincre, il suffit de lire Platon qui, d'après les croyances
religieuses de son temps, fait d'une certaine espèce de
folie le cachet de l'inspiration divine. On lit dans son
Phèdre (2) : « Les plus grands biens nous arrivent par
un délire inspiré des dieux. C'est dans le délire que la
prophétesse de Delphes et les prêtresses de Dodone ont
rendu aux citoyens et aux états de la Grèce mille im-

____

(1) Pinel, 1re édit., p. 38.
(2) Platon, Phèdre, p. 43, traduct. Cousin.

Sentoux.   3

portants services ; de sang-froid, elles ont fait fort peu de bien ou même elles n'en ont pas fait du tout. »

Il dit encore dans son Timée (1) : « Une preuve que Dieu n'a donné la divination à l'homme que pour suppléer à son défaut d'intelligence, c'est qu'aucun individu ayant l'usage de la raison n'atteint jamais à une divination inspirée et véritable, mais bien celui dont la faculté de penser se trouve entravée par le sommeil, et égarée par la maladie ou par quelque fureur divine. »

Quoique bien postérieur à Platon, Plutarque admet encore l'inspiration prophétique des fous. Il nous apprend que les prêtresses qui rendaient les oracles étaient souvent en proie à des accès de fureur ; voici un passage qui ne laisse pas à cet égard le moindre doute (2) : « ... Les prêtres continuèrent leurs libations, et, à force de l'inonder d'eau, ils la firent, quoique avec peine, entrer en convulsions. Alors la prêtresse descendit dans le sanctuaire contre son gré et avec répugnance. Dès les premières paroles qu'elle prononça, on reconnut à l'âpreté de sa voix qui sortait avec impétuosité, que le Dieu n'agissait point sur elle et qu'elle était saisie d'un esprit muet et malin. Enfin, n'étant plus maîtresse d'elle-même, elle s'élança hors du sanctuaire, en poussant des cris horribles et se roulant à terre, en sorte que tout le monde prit la fuite et qu'on l'emporta sans connaissance hors du temple (3). »

(1) Platon, Timée, § 71.
(2) Plutarque, de Oracul., p. 527.
(3) Au xvᵉ et au xvɪᵉ siècles, la folie se compliquait ainsi, très fréquemment, de convulsions, d'extases et d'une foule de phénomènes nerveux très-complexes. (Voir, ouv. cit., Calmeil, qui en cite de nombreux exemples.)

Chez les Romains, mêmes croyances, mêmes pratiques :

> Insanam vatem adspicies, quæ rupe sub imâ
> Fata canit (1)...........

dit Virgile, et comme Plutarque il dépeint (2) la fureur de la Sibylle :

> Cumæa Sibylla
> Horrendas canit ambages, antroque remugit,
> Obscuris vera involvens : ea frena furenti
> Concutit, et stimulos sub pectore vertit Apollo.

On voit que les Romains copiaient les Grecs. Les oracles de la Grèce jouissaient à Rome d'une immense réputation, quoique Rome eût aussi ses oracles. « 461 ans avant l'ère vulgaire, on érigea à Rome un temple à Apollon, dieu de la médecine. Le culte de cette divinité était confié aux vestales. Toutes les cérémonies religieuses et toutes les supercheries mystérieuses que les Asclépiades pratiquaient à Epidaure et en d'autres endroits furent adoptées au temple d'Apollon. »

« Or, dit Sprengel, ces pratiques religieuses eurent presque toujours pour but d'échauffer l'imagination. D'abord on recommandait l'abstinence la plus rigou-- reuse. On était obligé de jeûner plusieurs jours avant de pouvoir approcher des autels. Chacun sait que de pareils jeûnes ont pour effet de tendre l'imagination et souvent même de détruire les facultés mentales. On n'ignore point non plus que les jeûnes multipliés, al-

(1) Énéide, liv. iii, v. 443-444.
(2) Id., liv. vi :

ternés avec l'usage des bains, entretenaient l'imagination d'Aristide dans un état continuel de tension et finirent même par le plonger dans une véritable démence.
... Celui qui ne se conformait pas strictement à ces
pratiqnes était abandonné et déclaré indigne des bien-
faits du dieu... Il fallait se baigner avant d'être admis
à entendre l'oracle; les bains étaient toujours accompagnés de frictions et autres manipulations qui devaient
opérer des effets surprenants chez les personnes dont le
système nerveux était délicat..... On vous faisait boire
de l'eau d'un puits sacré... On employait encore avec
succès les frictions au sortir du bain, ainsi que le témoigne Aristide.... Appollonius de Tyane et Jarchas
furent oints à la tête avec un onguent qui les échauffa
tellement que tout leur corps était fumant (1). »

L'emploi des onguents, l'usage des boissons sacrées
où peut-être on avait préalablement versé des narcotiques, donnent à penser que les prêtres avaient recours
à l'intoxication (2) quand le jeûne, les bains, les chants

(1) Sprengel, Histoire de la médecine.

(2) Il ne faut pas oublier que les prêtres avaient seuls le mono-
pole et le secret des plantes médicinales dont la connaissance remonte
à l'antiquité la plus reculée. Celles qui ont la vertu de produire des
hallucinations ont été de bonne heure employées. En voici la
preuve :

« Ils boivent : soudain les voilà métamorphosés en pourceaux;
mais le sentiment leur reste. Ils pleurent et ils crient. » Odys-
sée, ch. X.

« Je me déshabille et me frotte par tout le corps.... En me regar-
dant, je vis que j'étais un âne. » La Luciade.

Au moyen âge les sorciers renouvelèrent ces pratiques. On les vit
pour aller au sabbat « faire usage de poisons somnifères, s'appliquer sur les tempes ou à l'anus de l'huile extraite des datura, de
la jusquiame, de la belladone, de la conie maculée, de la ciguë

religieux n'avaient point suffi pour surexciter jusqu'à l'hallucination les facultés mentales (1). C'est ainsi qu'on peut expliquer les oracles rendus à Dodone par la forêt même qui entourait le temple : les arbres de cette forêt avaient le don de prophétie. Les chênes et les colombes répondaient à intelligible voix aux demandes des suppliants. C'est à l'aide de ces hallucinations habilement provoquées que les prêtres entretenaient la foi dans les âmes les moins crédules, et choisissaient leurs adeptes parmi les plus exaltées. « Souvent, dit Archambault (2), il suffisait, pour parvenir à la dignité sacerdotale et en recueillir les priviléges, d'être atteint de maladies convulsives ou de démence, ou seulement de simuler ces affections. Les femmes hystériques, cataleptiques, mélancoliques, sujettes à des attaques d'épilepsie, de manie, étaient choisies de préférence; leur imagination mobile et disposée à recevoir toutes les impressions les rendait plus propres à recevoir celles qu'il était de l'intérêt du sanctuaire de leur suggérer. » C'est à Dodone que devaient se révéler les natures les plus aptes à rendre des oracles, que devaient se recruter les aliénés dont la surexcitation intellectuelle était mise à profit par les prêtres qui spéculaient sur l'ignorance des hommes.

Mais il arriva un moment où les arts et les sciences brillèrent en Grèce du plus vif éclat. Sans se tenir à la

vireuse, etc. » Sauvages, Nosologie, 1763. Le Vieux de la Montagne fanatisait les hommes dont il voulait faire ses instruments en leur faisant prendre du hachisch.

(1) « Ceux qui ont bu des eaux sacrées acquièrent le don de prophétie. » Aristide. Oratio in puteum Esculapii, t. I, p. 447.

(2) Archambault : Introduction historique au Traité d'alién. ment. d'Ellis.

hauteur du niveau intellectuel de la nation, les prêtres étaient obligés de suivre, bon gré mal gré, la marche ascendante de la civilisation et du progrès. Aussi peut-on dire avec Sprengel « que les Grecs furent les seuls dans les temples desquels on ne méconnut pas entièrement la dignité de la médecine, et quoique les prêtres cherchassent à tromper le peuple par des oracles, ils s'efforçaient cependant de perfectionner la science en observant avec attention les opérations de la nature et en profitant avec discernement des tables votives déposées par les malades. » Déjà d'ailleurs les maladies étaient soigneusement observées par les sophistes qui venaient dans les avenues et les péristyles des temples attendre au passage les malades pour les interroger et s'entretenir avec eux de leur mal. Bientôt Aristophane, dans ses admirables comédies attaqua hardiment Esculape et Apollon, et ridiculisa leurs prêtres dont il montra les manœuvres intéressées (1). Hippocrate réduisit à néant la valeur de leurs oracles en niant l'intervention de la divinité dans les maladies nerveuses convulsives, et notamment dans l'épilepsie : « Je regarde, dit-il, ceux qui ont consacré l'épilepsie à la divinité comme des gens de même espèce que les prétendus sorciers, les enchanteurs, les charlatans, les bigots, qui veulent faire

---

(1) Aristophane : *Plutus*, la Femme : « Misérable, n'avais-tu aucune crainte du dieu? — Carion : Oui, sans doute, je craignais qu'avec sa couronne il ne fût avant moi au plat de bouillie; le fait de son prêtre m'en disait assez...

Carion : Panacée se détourna de moi en se bouchant le nez, car je n'exhale pas de l'encens. — La Femme : Et le dieu? — Carion : Il n'y prit pas garde. —La Femme : Tu veux dire que ce dieu est grossier. — Carion : Non, mais il aime l'ordure. »

accroire qu'ils commercent avec les dieux. Ils ont couvert leur insuffisance du manteau de la divinité » (1). Et ailleurs : «C'est par le cerveau que nous tombons dans la manie, le délire, etc. » (2).

Nous avons vu que Platon, qui vivait à la même époque, reconnaissait un délire divin, une folie inspirée. Mais Aristote, son élève et son rival, tout en admettant une manie qui active, au lieu de les troubler, les fonctions intellectuelles, rejeta pour l'explication de ce phénomène toute intervention surnaturelle. Selon lui, cette manie était tout simplement l'expression d'une maladie naturelle; et à l'appui de cette opinion, il cita l'observation de Maracus le Syracusain, poëte médiocre dans son état normal, qui faisait des vers remarquables dans ses accès de manie : « Multi..... morbis vesaniæ implican-«tur, ex quo Sibyllæ efficiuntur, et bacchæ, et omnes «qui divino spiraculo instigari creduntur, cum scilicet «id non morbo solum, sed naturali intemperie accidit. «Maracus, civis Syracusanus, poeta etiam præstantior «erat dum mente alienaretur, etc. »(3). Observation on ne peut plus remarquable, qui était de nature à porter un rude coup aux croyances attaquées déjà de toutes parts : elle a à peu près trois cent cinquante ans de date avant Jésus-Christ; c'est la plus ancienne qu'il nous soit donné de produire à l'appui de notre sujet.

Les efforts presque combinés de tous ces grands génies luttant, pour ainsi dire, à la fois contre le charlatanisme et la superstition eurent pour effet de diminuer consi-

(1) Hipp. de morbo sacro, cap. I.
(2) Id. loc. cit. cap. VII.
(3) Problematum, Sectio xxx. Theodoro Gaza interprete. Ann. MDCV.

dérablement l'influence des oracles. Chose étrange, cette lutte contre les vieilles opinions coïncida presque avec l'élévation du temple d'Apollon à Rome ; aussi n'est il pas surprenant que les Romains eussent beaucoup plus de confiance aux oracles grecs que les Grecs eux-mêmes. Mais peu à peu les relations des Romains et des Grecs se multiplièrent. Des médecins grecs virent se fixer à Rome ; c'étaient, dit Sprengel, des industriels presque tous entrepreneurs de bains. Plus tard, des esclaves Romains pratiquèrent à leur tour la médecine. Aussi cette profession était-elle assez répudiée en dehors des temples (1). Asclépiade, guidé par la philosophie d'Epicure, la releva de cet abaissement. Bientôt les philosophes romains réagirent à leur tour contre les oracles et sapèrent les vieilles croyances.

Lucrèce, entre autres, dans son immortel poëme *De natura rerum*, proclame la doctrine d'Epicure. Son but, c'est de constituer la science sur la base inébranlable de la certitude, c'est de proclamer les droits de la raison humaine. « Pour dissiper les terreurs de la superstition et les ténèbres de l'ignorance, il est besoin, dit le poëte-philosophe, non des rayons du soleil et de la lumière du jour, mais de l'étude réfléchie de la nature (2). »

Cependant la divination chez les maniaques inspirés était encore admise par les stoïciens, puisque c'est à propos de cette opinion que Cicéron leur dit : « Qu'elle

(1) « Scire potestates herbarum usumque medendi
    Maluit, et multas agitare *inglorius* artes, »
dit Virgile ; Enéide, liv. xii.
(2) Hunc igitur terrorem animi tenebrasque necesse est,
    Non radii solis neque lucida tela diei
    Discutiant, sed naturæ species ratioque. Lucrèce : Liv. i.

est donc l'autorité de cette fureur que vous appelez divine? Quoi, ce que ne voit pas le sage, l'insensé le verra! et celui qui a perdu le sens humain sera doué de celui des dieux »! (1) Cicéron qui n'était pas comme Aristote, médecin, n'eut pas comme lui l'idée de chercher hors de la divination l'explication naturelle des faits qui servaient de base à cette croyance : il aima mieux les nier. Mais son scepticisme porta ses fruits. Quelques années plus tard, Horace, qui, quoique Épicurien, prêche le respect des dieux, de leurs temples et de leurs autels, Horace, nourri de la philosophie de Cicéron, en partageait à son insu le scepticisme, car il ne songea même pas à attribuer à l'inspiration divine l'exaltation intellectuelle de cet aliéné dont il nous dit l'histoire en ces vers :

> Fuit haud ignobilis Argis
> Qui se credebat miros audire tragædos
> In vacuo lætus sessor plausorque theatro.

Il parle des jouissances que son esprit abusé lui procurait, il ne les rapporte qu'à sa folie, et il ajoute : On le guérit (2).

Nous voilà donc arrivés à une époque où, au lieu de vénérer les maniaques comme des envoyés des dieux, au lieu d'en faire des oracles, on commençait à les traiter en malades et on les guérissait. Aussi de toutes parts les prêtres bafoués perdaient de leur crédit, les oracles devenus rares se taisaient : les lumières de la philosophie dissipant les ténèbres des sanctuaires en avaient

(1) Cicero : de Divinat. l. ii, s. 54.
(2) « Expulit helleboro morbum — et redit ad sese. » Horace. Epitres, liv. ii.

démasqué les impostures. Quand Cicéron fit son traité de la divination, l'oracle même de Delphes était tombé si bas, que l'illustre philosophe dit en propres termes : « Jam ut nihil posset esse contemptius. »

C'est ici le lieu de citer les beaux vers de J.-B. Rousseau :

> Les oracles sont sourds : ni voix, ni son affreux
> Ne fait de mots trompeurs frémir ces voûtes sombres,
> Apollon dépouillé de mystères et d'ombres
> A fui Delphe en poussant un soupir douloureux.
> Son souffle inspirateur, sa nocturne magie
>   A ses prêtres impérieux
> Ne verse plus sa brûlante énergie.

Mais, au lieu d'en rapporter comme Rousseau toute la gloire « au Dieu de Palestine, » il faut se rappeler que ce résultat était à peu près obtenu à la mort de Cicéron qui eut lieu 43 ans avant la naissance du Christ. Nous sommes donc fondé à revendiquer l'honneur de ce glorieux résultat pour les philosophes et les médecins, que Fontenelle eut le tort de trop oublier quand il dit : « Le christianisme en éclairant le monde, rendit les oracles muets sur toute la terre. » En effet, le christianisme n'avait pas encore eu le temps de commencer sa mémorable lutte contre le polythéisme, lorsque Perse et Juvénal firent paraître leurs satires dans lesquelles ils portèrent les derniers coups aux superstitions populaires, aux cérémonies absurdes du culte et au trafic honteux des prêtres avec le ciel. Enfin dans la satire où Juvénal ridiculise les dames Romaines qui accordent aux astrologues chaldéens la confiance qu'a *perdue* Jupiter, il dit formellement : « Delphes ne rend plus d'oracles ! » (1)

____

(1) « Quoniam Delphis oracula cessant. » Sat. VI, v. 555.

Telle est l'histoire de cette espèce particulière de folie, à qui les temples de l'antiquité durent surtout leur réputation et les oracles leur fortune, folie dont le phénomène caractéristique était, selon nous, la surexcitation des facultés intellectuelles. Les philosophes, les historiens, les poëtes, nous en ont conservé les traits. Si les médecins de cette époque ne nous en ont rien dit, c'est qu'étant avant tout prêtres d'Esculape ou d'Apollon, ils avaient tout intérêt à dénaturer les faits, en supposant qu'ils en aient entrevu la signification; le premier de leurs devoirs et aussi de leurs avantages, était de garder la science pour eux, de faire passer pour des victimes de la colère des dieux les fous en général, et pour des représentants de la divinité les fous qui se distinguaient par l'éloqueuce de leur langage, la vivacité de leur imagination et l'élan de leur enthousiasme. Nous sommes loin de penser que tous les fous qui rendaient des oracles fussent dans cet état; sans doute il suffisait de quelques convulsions, de quelques cris, de quelques paroles incohérentes plus ou moins bien interprétés par les prêtres pour en imposer à la foule ignorante, mais ne fallait-il pas de véritables inspirés pour entraîner la conviction d'hommes supérieurs qui cherchaient à dégager le sentiment religieux des superstitions intéressées dont les prêtres l'enveloppaient? Il faut assurément que Platon et Aristote aient vu dans les temples des oracles rendus par des aliénés frappés de cette forme de folie que Paul d'Egine et Sauvages appelèrent plus tard *melancholia enthusiastica*, pour que l'un et l'autre aient admis cet ordre de faits si merveilleux, que Cicéron n'hésita pas à les mettre en doute; pour que Platon ait cru devoir en rapporter la cause à l'inspiration divine ; pour qu'Aristote en ait cherché l'explication naturelle dans la maladie.

En citant, à défaut de médecins, Platon, Aristote, Lucrèce, Cicéron, etc., nous ne nous sommes pas écarté de notre sujet : leurs discussions sur la folie dite inspirée, leurs opinions à ce propos sur les oracles prouvent assez que notre historique eût été incomplet, si nous n'y avions pas fait entrer l'histoire des oracles. Il n'est pas de question qui soit plus étroitement liée à celle qui nous occupe. Il était donc indispensable que nous l'abordions avec des développements suffisants pour en faire saisir le vrai sens, et pour montrer ses rapports avec notre sujet. Nous aurions voulu en parler plus succinctement, mais il était impossible d'y toucher sans toucher en même temps à l'histoire de la religion et de la médecine qui se confondent à cette époque avec celle de la folie, telle que nous l'envisageons.

Avant d'aller plus loin, jetons une dernière fois nos regards en arrière ; nous avons maintenant le droit de dire avec Parchappe :

« Dès la plus haute antiquité, et à toutes les époques où l'observation n'a pas été épurée au creuset de la critique, sous l'influence de l'amour du merveilleux si profondément inhérent à l'esprit humain, l'opinion d'une augmentation extraordinaire et même surnaturelle de l'intelligence chez certains fous a été admise et s'est appuyée, dans ses exagérations et ses erreurs, sur un fondement que l'observation retrouve encore de nos jours.

§ II. — *Depuis l'ère vulgaire jusqu'à Pinel.*

La guérison du fou d'Horace montre qu'au point où nous en sommes, la médecine était entrée dans une voie positive. Elle ne pouvait donc manquer d'observer, de juger sous leur véritable jour et de systématiser les faits pathologiques de l'ordre de ceux qui nous occupent, surtout si les aliénés se présentaient à l'observation en nombre suffisant. C'est ce qui ne tarda pas à arriver.

« Les premiers hôpitaux, dit M. Trélat, n'ont été constitués que peu après l'empereur Julien, mais les aliénés ayant été de tout temps des gens dangereux, il avait bien fallu songer à user envers eux des mêmes précautions qu'envers les malfaiteurs. On les renfermait très-probablement dans les prisons dont les traditions nous révèlent l'existence en tous les temps et chez tous les peuples. Il ressort des écrits des médecins anciens, qu'ils ont vu ces malades réunis........ Ne nous parlent-ils pas d'ailleurs de leurs surveillants, et des précautions de tout genre qui ne peuvent évidemment s'appliquer à des malades isolés ? La pratique la plus étendue n'aurait pu les mettre à même de collecter les faits particuliers, ni de résumer les généralités qu'ils ont laissées sur cette maladie » (1).

Ier *siècle.* — En effet, Arétée de Cappadoce, qui vivait en l'an 80, fit preuve, danssa description de la manie et de la mélancolie, d'une expérience et d'un esprit d'observation qui doivent exciter notre étonnement et notre

____

(1) V. Trélat, Recherches historiques sur la folie.

admiration. On peut en juger par les passages, relatifs
à notre sujet, que nous allons seulement en extraire :

« Les mélancoliques ont plusieurs sortes de délire.....
Leurs sens et leur esprit acquièrent quelquefois un
redoublement de finesse et de pénétration ; ils deviennent soupçonneux et d'une habileté extrême à voir
partout des dispositions nuisibles.

« Quelques maniaques acquièrent une facilité et une
concentration d'esprit telle, que des souvenirs qui n'é-
taient qu'imparfaits chez eux se réveillent tout à coup
avec la plus grande facilité; ils savent l'astronomie, la
philosophie, sans paraître les avoir apprises ; la poésie
comme s'ils avaient été en rapport avec les Muses, tant
il est vrai qu'une bonne éducation manifeste son
influence jusque dans l'état de maladie.

« Cet état d'exaltation offre aussi parfois une autre
forme : les malades déchirent leurs propres membres
par esprit de religion, et pour en faire une sorte
d'hommage aux dieux qui leur demandent ce sacrifice.
Ce genre de délire est la conséquence d'une conviction
profonde et laisse parfois ceux qu'il tourmente gais,
malgré les douleurs qu'ils se font, exempts de tout
souci, et comme *affiliés aux divinités;* leur imagination
ardente et mystique est facilement impressionnée par
la musique, par tout autre moyen de récréation, par
l'ivresse ou par les exhortations» (1).

Grâce à Arétée, l'observation clinique des maladies
mentales, constituée et exercée sur une grande échelle,
consacre, pour la première fois, l'existence de la surex-

_____

(1) Arétée de Cappadoce, de Causis et signis morborum, trad.
Renaud, liv. I, chap. VI et VII.

citation des facultés intellectuelles dans la folie. Ce n'est plus un fait isolé, problématique, discutable, livré aux conjectures parce qu'il n'est basé que sur des traditions littéraires; c'est maintenant un fait observé sur des masses d'aliénés, authentique, irréfutable, acquis à la science; la trace en restera dans les traditions médicales, que ce soient des commentateurs, des copistes, ou de nouveaux observateurs qui nous en transmettent la peinture. Peu nous importent désormais la multiplicité ou la rareté de ces faits connus; ils existent, cela nous suffit. Comme après Arétée et Galien, les médecins qui suivirent leurs traces ne firent que répéter plus ou moins bien, copier ou arranger à leur manière les idées qu'ils avaient émises, nous nous contenterons de rappeler succinctement quelques faits de l'ordre de ceux qui rentrent dans notre sujet, tels qu'ils furent recueillis par les successeurs d'Arétée jusqu'à Pinel.

A la fin du premier siècle, Soranus, qui continue les travaux d'Arétée, dit que certains malades tombent dans l'oubli du passé, mais que d'autres sont doués du pouvoir de prophétiser.

IIe *siècle*. — Galien commente les travaux de ses devanciers; on ne trouve dans ses ouvrages que peu de choses qui lui soient propres sur l'aliénation mentale.

IIIe *siècle*. — Cœlius Aurelianus, excellent observateur qu'on place quelquefois à côté de Galien et qui reprend les idées d'Arétée et de Soranus, admet un délire sacré. (1)

______

(1) Nous avons eu déjà plusieurs fois l'occasion de dire que ce délice sacré ou prophétique était un état de monomanie avec surexcitation des facultés intellectuelles.

ɪᴠᵉ *et* ᴠᵉ *siècles*. — Les médecins qui suivent ne font que copier les œuvres de leurs prédécesseurs.

A défaut de leurs observations, nous avons les recherches faites de nos jours sur cette époque. Un des membres les plus éminents de la Société médico-psychologique, M. Maury, de l'Institut, nous apprend que « la conception surnaturelle de l'aliénation mentale en Orient apparaît dans les Évangiles. Les rédacteurs de ces livres saints partagent, dit-il, les opinions erronées de leur temps et il ne faut pas leur demander des lumières qui étaient alors le privilége de quelques médecins.....

« Les vies des Pères du désert fourmillent de ces aberrations de l'esprit religieux. Dans les déserts de la Syrie et de l'Égypte, au ɪᴠᵉ et au ᴠᵉ siècle, les démons venaient proposer aux solitaires toutes sortes de difficultés théologiques..... Il est certain que la vue seule du désert portait l'esprit des solitaires aux hallucinations » (1).

« Les jeûnes, les macérations, les veilles prolongées, la retraite sur un sol brûlant, l'absence de relations avec ses semblables, la vie contemplative dans laquelle toutes les idées, tous les sentiments, toutes les facultés de l'intelligence en un mot restent invariablement fixés sur le même objet, quoi de plus propre, en effet, à faire naître dans le cerveau ces bizarres conceptions réalisées bientôt après par les sens et que nous voyons encore se renouveler sous nos yeux chez les personnes dont l'exaltation morale et intellectuelle dépend d'un état particulier du système nerveux ! » (2).

(1) Alfred Maury, la Magie et l'Astrologie.

(2) Th. Archambault, Introduction au traité de l'aliénation mentale d'Ellis.

« A la voix des ermites saint Paul, saint Antoine, saint Macaire, saint Pacôme, sainte Syncletique, les déserts se remplirent de chrétiens..... Leur nombre en était si grand, que le seul Pacôme, pendant le ive siècle, avait jusqu'à neuf mille moines qui suivaient sa règle. C'était parmi eux à qui se rendrait le plus digne d'avoir des visions, et ils n'y épargnaient ni le jeûne, ni la prière, ni la solitude, ni la contemplation. Leurs efforts avaient le succès désiré : ils voyaient Dieu » (1).

..... « Plusieurs de ces ordres religieux, et particulièrement les plus remarquables par leur austérité, doivent leur établissement à des visionnaires qui ont reçu dans leurs visions les règles qu'ils ont imposées à leurs disciples. Or ces règles ont été suivies, non parce qu'elles étaient raisonnables, car la plupart sont directement opposées aux lois de la nature, mais parce qu'elles étaient attribuées à une inspiration divine, et qu'en raison de cette origine, on devait les adopter sans examen » (2).

Avant de donner asile aux moines, les déserts avaient servi de retraite aux thérapeutes dont les moines, seulement occupés de jeûnes et de prières, ne furent que les imitateurs dégénérés. Voici ce que dit Philon de ces illuminés : « Des hommes de la nation hébraïque quittent les lieux habités pour vivre dans la solitude; ce sont les thérapeutes; ils ont avec eux des femmes que l'on appelle thérapeutries... Ils composent des hymnes en l'honneur de Dieu... Quelques-uns d'entre eux, em-

(1) Leuret, Visions.
(2) Leuret, Ascétisme.

Sentoux.4

portés par leur amour pour l'étude, restent pendant trois jours sans manger. Il y en a qui ressentent une si incroyable volupté, qui sont inondés de si grands délices pendant qu'ils se nourrissent de la science, qu'ils consentent à peine, au bout de six jours, à prendre quelque nourriture... Les femmes... renoncent aux enfants mortels pour des enfants immortels. »

Nous verrons plus tard, aux xvi*, xvii* et xviii* siècles, les mystiques retrouver dans l'oraison et dans la composition des ouvrages acétiques les mêmes jouissances, la même surexcitation intellectuelle.

vi* et vii* *siècles*. Au commencement du v* siècle, l'invasion des Barbares avait fait disparaître les sciences en Occident. L'enseignement et la pratique de la médecine avaient trouvé un refuge à l'école d'Alexandrie où Aétius, sur la fin du v* siècle, Alexandre de Tralles, vers le milieu du vi*, et Paul d'Égine, au vii* reprirent, mais ne firent que reproduire les enseignements d'Arétée, de Soranus, etc., sur la folie. « Quelques malades, dit Paul d'Égine, se croient doués d'un pouvoir supérieur et prédisent l'avenir (1).

C'est à ce moment qu'un enthousiaste habile, Mahomet, apparut et créa l'islamisme qui répondait si bien au caractère de sa race, qui en fit une nation redoutable, et qui assura pendant plusieurs siècles la grandeur des Arabes fanatisés (2). Tout le monde sait que Mahomet était sujet à des attaques d'épilepsie sous l'influence

____

(1) Pauli Ægin., de Re medica.

(2) « Chez les premiers Arabes, dit Maury, l'inspiration ne fut bien souvent qu'un délire passager, qu'un de ces enthousiasmes extravagants où l'exaltation imprime au discours une certaine éloquence, un accent de conviction. » Ouv. cité.

desquelles ses facultés intellectuelles étaient surexcitées jusqu'à l'hallucination.

VIIIe *siècle*. Au commencement de ce siècle la médecine s'éclipsa en Orient, de même qu'elle avait disparu au ve en Occident, parmi les chrétiens. Heureusement qu'en envahissant l'Égypte à la fin du VIIe siècle, les Arabes avaient étudié avec fruit cette science : c'est chez eux qu'il faut maintenant la suivre, et consulter ses traditions.

IXe *siècle*. L'un des médecins arabes les plus célèbres, Rhazès, accordant un long examen à la manie surnaturelle, « dans laquelle, dit-il, les malades font des choses prodigieuses, » rapporte que plusieurs mélancoliques illettrés sont devenus tout à coup fort instruits (1).

X^e *siècle*. Avicenne remarque que certains mélancoliques font des choses si étonnantes que le vulgaire les croit possédés du démon (2).

XIe et XIIe *siècles*. La médecine, dans ces siècles barbares, demeure cachée pour les chrétiens dans les couvents de moines. A la suite des excursions des Maures elle brille en Espagne. Les Arabes la cultivaient surtout à Cordoue. Des moines espagnols l'introduisirent en Italie pendant le XIIe siècle.

XIIIe *siècle*. Des universités s'élevèrent en Italie, en France, en Angleterre au moment où les Maures d'Espagne cessaient de cultiver les sciences. En l'absence de traditions sur l'aliénation à cette époque, nous avons les

(1) Voir Trélat, loc. cit.
(2) Avicenne, de Morbis mentis tract., interp. P. Valterio.

recherches de Maury sur les mystiques qu'il appelle « hallucinés volontaires; » ils étaient fort nombreux au moyen âge. C'est au commencement du xiiie siècle que vivait S. François d'Assise. « Dans l'antiquité, il fût devenu un dieu; dans l'Orient il eût été regardé comme un prophète... Il se livrait sans mesure aux rigueurs de l'ascétisme le plus sévère et méditait incessamment sur Dieu. Des extases s'emparaient de temps à autre de son esprit... Exténué par le jeûne et s'abîmant, une fois, dans les élans de la prière la plus ardente, il crut entendre Dieu...

« Sous l'empire de l'extase, comme dans quelques affections nerveuses, on observe un ravivement de la mémoire et une exaltation des facultés imaginatives qui communiquent aux malades une certaine éloquence et rendent présents à l'esprit une foule de choses et de faits qu'il avait en apparence oubliés... C'est ainsi qu'un pieux Écossais, Walthen, mort en 1214, assistait dans ses extases à la représentation de la Passion... » (1).

Saint François d'Assise fut le premier des mystiques qui reçut les stigmates de la passion du Christ. Ce miracle eut un tel retentissement que les stigmatisés se multiplièrent. Nul doute que ces stigmates ne furent souvent l'œuvre des stygmatisés eux-mêmes, trompés par une hallucination, et que M. Maury compare à ces fous dont parle Arétée « qui dans un pieux délire se faisaient des blessures pour être agréables aux dieux. » Quant à ceux chez lesquels la stigmatisation s'est produite d'elle-même, « elle est, dit M. Maury, l'effet d'une maladie, d'un trouble général de l'économie. C'est la

_____

(1) A. Maury, les Mystiques rapprochés des sorciers.

conséquence d'un dérangement mental dû à une surexcitation de la contemplation religieuse, aux abus de
l'abstinence, etc. »

xiv⁰ *siècle*. «Gentilis, commentateur d'Avicenne, célèbre en Italie, en 1300, assure que beaucoup de femmes
et d'hommes complétement illettrés se sont mis tout
à coup à parler et à écrire comme des littérateurs de
profession » (1).

xv⁰ *siècle*. Guainerarius dit avoir connu, à Pigne-
rolles, un paysan atteint de mélancolie, qui, habituelle-
ment incapable de toute œuvre littéraire et absolument
dépourvu d'éducation, composait des vers aussitôt que
la lune devenait pleine et perdait cette faculté deux
jours après, pour ne la recouvrer qu'au retour de la
pleine lune.

« On a souvent constaté, dit M. Calmeil, que la folie
est sujette à prendre la teinte des croyances religieuses,
des idées philosophiques ou superstitieuses, des préjugés
sociaux qui ont cours, qui sont actuellement en vogue
parmi les peuples.....

« Ainsi, au xv⁰ siècle, la folie porta surtout l'empreinte
des idées superstitieuses, des doctrines théologiques
alors en renom..... A présent, la plupart des exemples
de visions ou d'apparitions d'anges, de démons, d'êtres
de nature spirituelle, qui ont été recueillis depuis le
milieu du v⁰ siècle jusqu'au xv⁰ siècle, sont rejetés par
la portion du clergé réputée sage et attachée à de
saines doctrines théologiques. Les témoignages en
sont aujourd'hui réputés faux, douteux, ou attribués

______

(1) Voir Parchappe, loc., cit.

par les vrais fidèles à un état d'exaltation maladive de l'imagination.

« ..... L'exemple de la Pucelle démontre qu'on peut, moyennant un grand caractère, de l'héroïsme et du génie, accomplir de grandes choses tout en cédant à l'élan, à l'inspiration d'un véritable délire.....

« Jeanne d'Arc avait été saisie du transport de la théomanie ; heureusement pour sa réputation et pour sa gloire, cet état singulier de l'appareil nerveux, qui a fait croire à l'existence d'un sixième sens, agissait en enflammant son ardeur guerrière, en communiquant à son commandement un air de puissance presque inouï, en entretenant une sorte d'illumination de tout l'entendement, plutôt qu'en faussant les combinaisons de son esprit et la rectitude de son jugement » (1).

xvie *siècle*. « Lemnius Lévinius reconnaît que les énergumènes se servent quelquefois en improvisant

______

(1) Quand on cite M. Calmeil, on est tenté de tout copier, tant il a su répandre d'intérêt, tant il y a d'érudition dans ses recherches et ses relations sur la folie aux xve, xvie, xviie et xviiie siècles. Nous ne pouvons en reproduire que quelques extraits, les plus indispensables à notre sujet ; mais nous engageons vivement les lecteurs à lire en détail le récit des faits si pleins d'enseignements que l'auteur a rapportés et dont il ressort que les magistrats pour venger la morale, et les ecclésiastiques pour venger la religion poursuivaient avec tant d'acharnement les aliénés, que sous le seul règne de François Ier, il en a été déféré cent mille à la justice. « Dans la plupart de ces affaires, dit M. Calmeil, les malades mis en accusation ont semblé prendre à tâche de calomnier eux-mêmes leurs propres mœurs, renchérissant presque toujours sur les dépositions des autres monomaniaques qui élevaient la voix pour les noircir ; il est arrivé aussi que des possédées se sont seules dénoncées aux tribunaux ; d'autres ont soutenu leur innocence avec une lucidité d'idées parfaite.

d'expressions inconnues, qu'ils paraissent posséder momentanément des langues qu'ils ne semblent pas avoir apprises. Il attribue cette faculté, qui suppose sur les individus une sorte de transport, à la véhémence de la stimulation cérébrale » (1).

« Wier croit à l'influence des diables et des esprits, et, cependant, il pose les vrais fondements de la pathologie mentale en répétant sans cesse que les stryges et les lycanthropes sont en dehors de leurs habitudes de raison. On peut, dit-il, fixer les sorciers avec des liens, les enchaîner sur leur lit; ils n'en répéteront pas moins qu'ils dansent avec des esprits, qu'ils viennent de s'accoupler avec des incubes.... » (2).

Forestus parle d'une paysanne qui, dans un accès de manie, chantait des hymnes latines qu'elle n'avait jamais apprises, mais qu'elle avait seulement entendues dans une église. Il cite un enfant qui, blessé à la tête, fut pris d'un délire pendant lequel il faisait des syllogismes en allemand; une fois guéri, il ne connut plus un mot de cette langue (3).

(1) Levini Lemnii. Occulta nat., liv. ii, ch. 2 et 3, cité par Calmeil.

(2) Wieri, Opera, p. 649, liv. ii, ch. 2 et 3, cité par Calmeil.

(3) M. Maury reproduit plusieurs exemples analogues qui datent de la même époque, et il en donne ainsi l'explication : « Ce ravivement de la mémoire des mots s'observe souvent dans les vives exaltations du cerveau. Ces maniaques parlent avec une grande volubilité, font facilement des vers et des calembours. On a vu des aliénés mystiques, appartenant à une classe tout à fait illettrée, débiter des sentences de la Bible, des textes liturgiques, parler assez couramment des langues dont ils n'avaient qu'une faible teinture, se rappeler même des sentences prononcées dans des idiomes qu'ils ne savaient pas..... Le don des langues s'entendait, chez les premiers chrétiens, de l'habitude de prononcer des paroles,

C'est à cette époque qu'une invention « plus divine qu'humaine, » selon l'expression de Louis XII, vient apporter un élément nouveau à la vulgarisation des documents que les siècles enregistrent pour le progrès de l'humanité. Grâce à l'imprimerie, les livres se multiplient, se répandent, passent sous les yeux de tous; grâce à elle, ce n'est plus seulement dans les écrits des médecins que l'on trouvera désormais des observations de folie : les fous eux-mêmes retracent leur délire. Aussi les faits de surexcitations des facultés intellectuelles, sans être plus communs qu'autrefois, paraissent-ils plus fréquents chez certains personnages qui, par leur enthousiasme et par leur génie passionnèrent le monde à des points de vue divers. La véritable science n'avait pas encore commencé à se faire jour à travers les erreurs de la civilisation naissante, comment les médecins auraient-ils pu songer à prendre l'observation de ces personnages vénérés par quelques-uns, illustres pour tous? Leur folie devait nécessairement échapper aux médecins de leur époque : elle est pour nous irrécusable, grâce à leurs écrits.

Voici comment sainte Thérèse parle du degré illuminatif de l'oraison (1) : « Quand Notre-Seigneur répand un peu de son esprit, les choses s'en disent mieux et plus facilement; c'est ce qui me fait dire que c'est un

des mots incompréhensibles, que celui qui les proférait devait interpréter. C'est ce qui résulte d'un passage de saint Paul (Epist. ad Corinth., xiv, 4, 6, 13). L'apôtre s'élève contre la manie qu'avaient les néophytes de se croire inspirés, quand de pareils mots barbares leur venaient à l'esprit. »

(1) Il y a encore le degré unitif et le degré purgatif. « Dans le degré illuminatif, on ne demande plus, on reçoit; l'esprit acquiert une force et une pénétration inaccoutumées. » Leuret.

si grand avantage d'être dans cette)raison, parce qu'a-
lors je vois clairement que ce n'est pas moi qui parle,
ni mon esprit qui arrange ce que je dis, et je ne sais
moi-même après l'avoir fait, comment j'ai pu rencontrer à le dire. C'est ce qui m'arrive très-souvent... » Suit
le détail de ses ravissements, de ses extases, de ses hallucinations (1). Qui ne reconnaît la surexcitation des
facultés intellectuelles dans la peinture que fait Luther
de ses visions, dans le récit de son entretien avec le
diable, dans la reproduction de son fameux plaidoyer,
soutenu contre un spectre, à propos des messes privées ?
« Le diable, dit-il, sait poser ses arguments d'une manière pressante. Sa voix est grave et forte. Il · dispute
avec beaucoup de vivacité ; en un moment la question est
posée et résolue. Si les sacramentaires n'entendent pas
les Saintes Ecritures, c'est qu'ils n'ont pas disputé avec
le diable qui seul est capable de faire de bonnes objections. Nous ne pouvons jamais être que des théologiens
spéculatifs, si nous n'avons pas le diable pendu au cou.
Pour moi, je connais le diable aussi bien qu'on puisse
le connaître, *intus et in cute*, car j'ai mangé avec lui
plus d'un boisseau de sel : il se promène dans ma chambre, se pend à mon cou, couche avec moi plus souvent
et *propius* que ma Catherine (2). »

Ainsi c'est dans le sens des préoccupations, de la tournure d'esprit des hallucinés que leur imagination sur-
excitée évoque les fantômes auxquels ils rapportent
leurs inspirations. Sainte Thérèse voit Dieu, Luther le
diable, le Tasse un génie familier. Ce dernier causait

____

(1) Vie de sainte Thérèse, écrite par elle-mème, ch. 14.
(2) Lutherus, de Missa privata.

fréquemment avec son prétendu génie, il en avait appris, disait-il, des choses qu'il n'avait jamais lues ni entendues et que nul autre n'avait sues avant lui. Un jour qu'il était avec Manso, son ami, il s'écria tout à coup : « Voilà mon esprit familier ; admirez-le et voyez la vérité de tout ce que je vous en ai dit. » — « Je tournai tout de suite les yeux du côté qu'il m'indiquait, dit Manso, mais j'eus beau regarder, je ne vis que les rayons du soleil qui pénétraient par les verres de la fenêtre dans la chambre. Pendant que je portais les regards de tous les côtés, et que je ne découvrais rien d'extraordinaire, je m'aperçus que le Tasse était occupé à la conversation la plus sérieuse et la plus relevée; car quoique je ne visse et n'entendisse que lui, la suite de son discours était distribuée comme elle doit l'être entre deux personnes qui s'entretiennent; il proposait et répondait alternativement. Les matières dont il parlait étaient si relevées, le style en était si sublime et si extraordinaire, que la surprise m'avait en quelque façon mis hors de moi-même ; je n'osais ni l'interrompre, ni lui demander où était l'esprit qu'il m'avait indiqué et avec lequel il conversait. » (1).

Cardan, médecin, naturaliste, mathématicien et astrologue, qui fut un des savants les plus remarquables du xvi⁰ siècle, était aussi halluciné. Il a écrit l'histoire de sa vie et de son génie familier qui témoigne de l'exaltation de son esprit égaré à la recherche des sciences occultes. « Cette espèce de folie n'était pas rare, dit M. Lélut, à l'effervescente époque de la Renaissance parmi les savants de toute sorte qui fatiguèrent leur cerveau en s'obstinant dans cette funeste recherche. »

(1) Vie du Tasse, par Manso.

L'un des plus célèbres fut Paracelse dont la vie n'est qu'un tissu d'extravagances. Il passait la nuit à boire ; quand il avait dormi quelques heures, il se levait en furie et la tête pleine des vapeurs du vin, il prenait son épée et poussait des bottes contre la muraille. Après qu'il avait éveillé tout le voisinage par ses fougues, plus calme, il dictait à son secrétaire quelques chapitres de ses ouvrages et prétendait qu'il avait dans la poignée de son épée un esprit qui lui révélait l'art de guérir. « Il avait, dit Zimmermann, l'imagination si déréglée, et le cerveau si disposé aux rêveries les plus grossières, qu'il adopta tous les contes de la sorcellerie, de la cabale, et toutes les folies de l'astrologie, de la géomancie, de la chiromancie, et qu'il assura même à ses disciples qu'il consultait le diable quand Dieu ne voulait pas l'aider (1).

..... Vers la fin du siècle, Nicolas Lepois publia un traité de pathologie où il s'affranchit des préjugés qui dominaient alors la médecine. Mais les superstitions étaient alors si vivaces, il était si difficile de s'y soustraire entièrement, qu'il admit la folie démoniaque, tout en déclarant qu'elle était fort rare. Sur la foi de Platon, et trompé sans doute comme lui par des exemples de surexcitation des facultés intellectuelles, il crut qu'il existait une manie surnaturelle prophétique, analogue à celle qui inspirait autrefois les sibylles et les prophètes.

xviie *siècle*. Plater, qui sans se perdre dans des explications théoriques sut si bien observer et retracer les faits, Plater reconnut pourtant l'existence des demoniaques « qui, dit-il, jouissent de la faculté de prédire

____

(1) Biographie médicale, par MM. Bayle et Thillaye. — Archambault, loc. cit. ; — Zimmermann.

l'avenir, de prévoir ce qui doit arriver, de deviner la présence des choses cachées, de parler des langues qu'ils n'ont point apprises. »

Plater et Lepois s'inspirèrent surtout de la doctrine hippocratique que Paracelse avait essayé d'anéantir. Ils méritèrent le titre de restaurateurs de la médecine. Grâce à eux elle commençait à se dégager des erreurs dont l'avait surchargée Paracelse, lorsqu'un autre visionnaire, Van Helmont, homme d'une érudition remarquable, s'éprit de Paracelse et donna tête baissée dans les rêveries des alchimistes. Une vision lui avait commandé de se faire médecin, et Van Helmont devint l'auteur d'un système qui ne modifia que trop la marche des sciences médicales (1).

Parmi les médecins qui s'attachèrent à purger de ses conceptions extravagantes la doctrine de Paracelse et de Van Helmont et à ramener la médecine dans la voie de l'observation et de l'expérience, il en est deux qui s'occupèrent plus spécialement de la folie; ce sont Sennert et Willis.

Sennert connaît tout ce qu'ont écrit ses prédécesseurs, il adopte les idées d'Arétée, et cependant il admet une variété d'extase provoquée par les démons. Dieu leur permet de s'associer aux humeurs vicieuses, ce qui explique comment les maniaques disent et font des choses surnaturelles, parlent des langues qu'ils n'ont jamais apprises, prédisent l'avenir, et il cite à l'appui les cas rapportés par Guainerarius, Forestus, etc. (2).

Willis, malgré ses connaissances pratiques, ses tra-

______

(1) Biographie médicale. — Archambault.
(2) Sennert, liv. vi, p. 9, ch. 3, 4 et 5.

vaux pathologiques, et sa haute raison, croit encore
que le corps humain peut être envahi par des esprits.
Il a vu cependant que l'imagination des maniaques est
assaillie par un flux d'idées, que chez eux le travail de
la pensée persiste souvent nuit et jour ; enfin il a guéri
un aliéné qui fait lui-même l'histoire de ses accès en
ces termes : « J'attendais toujours avec impatience l'accès d'agitation, qui durait dix ou douze heures, plus ou
moins, parce que je jouissais pendant sa durée d'une
sorte de béatitude. Tout me semblait facile, aucun
obstacle ne m'arrêtait en théorie, ni même en réalité,
ma mémoire acquérait tout à coup une perfection sin-
gulière. Je me rappelais de longs passages des auteurs
latins ; j'ai peine à l'ordinaire à trouver des rimes dans
l'occasion, et j'écrivais alors en vers aussi rapidement
qu'en prose. J'étais rusé et même malin, fertile en expédients de toute espèce. (1) »

Dans le courant de ce siècle, les faits de démonolatrie
épidémique, de théomanie extatique, de démonopathie,
furent extrêmement fréquents en Europe et s'observèrent
surtout dans les couvents. « Les bénédictines de Madrid
tombaient dans des transports extatiques, s'imaginaient
pouvoir deviner ce qui se passait loin d'elles, et lire
dans la pensée les unes des autres. » La folie des Ursu-
lines de Loudun avait le même caractère d'exaltation
intellectuelle : « Lorsque la supérieure s'avisa de demander une neuvaine au père Surin, elle venait de faire une
dissertation dont la durée avait été de deux heures. A
la fin de ce discours elle ignorait tout ce qu'elle avait
débité pendant son improvisation... L'accès de délire

____

(1) Biblioth. britann. citée par Pinel : Traité de la manie, p. 28.

furieux qui obligea l'exorciste à se rendre maître des mouvements de l'énergumène, et qui s'était déclaré au moment même où il avait été question d'exorciser puissamment, se traduisit bientôt par un débordement de paroles impies et de malédictions quand la démoniaque se sentit contenue, et que les conjurations et les chants eurent porté au plus haut degré l'exacerbation du système nerveux. L'accès déclinant, on crut que les diables arrivaient à résipiscence et que le Christ avait vaincu. »

Les possédées de Louvain, qui improvisaient aussi, se figuraient que c'était le diable qui parlait par leur bouche. D'autres monomaniaques attribuèrent au Saint-Esprit leur facilité d'élocution.

A l'occasion de l'épidémie d'hystéro-démonopathie des jeunes filles de Toulouse les docteurs Bayle et Grangeron déclarèrent « que les symptômes qu'ils avaient sous les yeux se résumaient par de simples lésions fonctionnelles. »

A la fin du xviie siècle, le docteur de Rhodes examinant une possédée qui parlait plusieurs langues, déclara « que le démon était accusé à faux, qu'il était innocent, que le mal caduc était seul coupable. » Il en guérit une autre, Marie Volet, qu'avec tous ses exorcismes le clergé n'avait pu soulager. Voici comment il s'exprime sur l'état d'une troisième prétendue possédée, qui en imposait par des grimaces et des mots barbares : «Je lui fis boire du vin émétique; en peu de temps, cette malheureuse vomit une infinité de *démons jaunes et verts* qui faisaient souffrir cette prétendue possédée, et qui, n'osant plus revenir, la laissèrent en liberté. »

« Le siècle, dit M. Calmeil, était assez avancé pour prêter l'oreille aux explications scientifiques. »

XVIII° *siècle*. Van Swieten, recueille l'observation d'une femme qui, pendant les accès de manie auxquels elle était sujette, composait des vers avec une admirable facilité, bien que dans l'état de santé elle n'eût jamais montré le moindre talent poétique, bien même qu'elle n'eût jamais fait des vers ; car, d'un esprit borné, elle n'avait jamais songé jusque-là qu'au travail qui la faisait vivre (1).

Sauvages admet une mélancolie enthousiaste, en vertu de laquelle des aliénés sont persuadés qu'une lumière divine les illumine et les incite à prophétiser. Il cite à l'appui Paracelse, qui se croyait inspiré par un esprit caché dans le pommeau de son épée ; les prophétesses des Cévennes qui n'éprouvaient le besoin de prophétiser qu'au sortir de leurs accès. Il décrit les phénomènes sensitifs intellectuels et moraux, accompagnés d'élans convulsifs chez les hystériques ; il montre la surexcitation de la mémoire chez cette religieuse qui, à la suite de crises hystériques, dansait et sautait en chantant des vers érotiques. Il cite encore l'histoire d'une religieuse qui possédait le grec et le latin, et qui se mit à parler ces langues pendant un accès de délire, ce qui la fit supposer possédée. On ne sut que plus tard qu'elle avait appris autrefois ces deux langues. Sauvages en conclut que beaucoup de prétendus démoniaques ont réellement appris autrefois les langues dont ils font usage dans certains états morbides (2).

(1) Van Swieten, Commentarii.
(2) Sauvages. Nosologia meth.

On le voit, nous sommes arrivés à une époque où la science sait interpréter ce qui se passe autour d'elle.

Nous devons ici dire un mot des cas de folie, si nombreux à cette époque, dont la surexcitation des facultés intellectuelles fut avec les convulsions le phénomène dominant. Nous en emprunterons encore le récit à M. Calmeil, qui a fouillé dans les mémoires du temps pour s'en faire l'éloquent historien. M. Calmeil nous apprend que ces cas se présentèrent par milliers dans l'épidémie de théomanie extatique dont furent atteints, après la révocation de l'édit de Nantes, les malheureux protestants des Cévennes.

Tout le monde sait que l'enthousiasme prophétique avait déjà fait des ravages parmi les anabaptistes; qu'à Munster, par exemple, plusieurs prophètes avaient donné cours à leurs transports au milieu des places publiques; qu'on y avait vu des théomanes inspirés courir nus par la ville et appeler sur elle la malédiction du ciel, pendant que d'autres péroraient d'un air imposant au pied du poteau même où ils étaient attachés.

« Quand l'enthousiasme prophétique se fut déclaré dans les Cévennes, les femmes et les enfants se montrèrent surtout très-accessibles à cette espèce de contagion. Des milliers de femmes s'obstinaient à prophétiser et à chanter des psaumes, quoiqu'on les pendît par centaines. Tous les inspirés étaient persuadés que le Saint-Esprit s'introduisait dans leur poitrine au moment où ils se sentaient comme entraînés par une puissance qui les contraignait à prophétiser. » Rien n'est plus poignant que le récit de ces improvisations, faites par des enfants de 8, de 5 et même de 3 ans : ils avaient quelques convulsions, puis ils se mettaient à parler haut, distinctement, en bon français, et dans un langage de beaucoup supérieur à celui qui leur était habituel hors de l'extase.

Mêmes phénomènes dans l'épidémie extato-convulsive qui sévit à Paris parmi les jansénistes. Prenons un exemple au hasard. « Vers le milieu du jour, la veuve Thevenet présenta tous les signes de l'extase ; pendant ce nouvel état, elle récite les propositions du livre de Quesnel, et disserte sur la *grâce triomphante* qui fermente dans son cœur. Le soir, elle consent à remettre à son frère un *manuel* de piété dont la lecture provoque aussitôt des phénomènes convulsifs.

« Les convulsionnaires de Saint-Médard improvisaient, comme les camisards, sur les choses qui se rapportent aux matières religieuses. Les théomanes de Paris faisaient souvent aussi, comme ceux des Cévennes, des discours assez rapides et étendus..... La plupart parlaient dans l'extase, en plein accès.

« Cependant, plusieurs inspirés improvisaient sans présenter les signes du raptus extatique ; l'explosion d'une simple crise hystérique suffisait pour les jeter tout à coup dans une sorte d'accès d'exaltation intellectuelle dont l'entraînement les contraignait à donner cours à leurs idées. Dans ces moments, la surexcitation des centres nerveux encéphaliques portait les théomanes à enfler leurs discours d'un flux d'expressions, d'une foule de figures, d'images qui ne laissaient pas de produire une vive impression sur la populace qui suivait les convulsionnaires à la piste. « Il est de notoriété publique, dit Carré de Montgeron, que les convulsionnaires, en général, ont beaucoup plus d'esprit, de pénétration et d'intelligence lorsqu'ils sont en convulsions que dans leur état ordinaire. On voit jusqu'à des filles extrêmement timides, dont le fond n'est qu'ignorance, stupidité, basse naissance, qui, dès qu'elles sont en convulsions, parlent néanmoins très-exactement, avec feu, élégance et grandeur, de la corruption de l'homme par le péché originel..... On pourrait rapporter une multitude de faits qui prouvent invinciblement que l'effet ordinaire de la convulsion est de donner à à l'âme plus de lumière et d'activité, plus de facilité à concevoir les choses même les plus élevées. Une jeune enfant, hors de convulsion, était d'abord si timide et si farouche, qu'on ne pouvait tirer d'elle une seule parole, et qu'elle paraissait presque imbécile. Cependant, aussitôt qu'elle était en convulsion, elle répondait à tout avec tant de justesse, elle semblait avoir tant de pénétration, qu'on l'eût prise pour une personne qui aurait eu de grands talents naturels et l'éducation la plus parfaite. (1) »

Il est certain qu'on retrouve à chaque phrase, dans les discours des convulsionnaires, cette hardiesse d'expressions emphatiques qui constitue l'un des principaux caractères de la théomanie. Un convulsionnaire s'écriait, en parlant de l'Église, pendant l'éréthisme de sa convulsion : « Elle est couchée dans l'ordure et dans la poussière, les vers lui rongent la chair, la pourriture s'est mise jusque dans ses os, une odeur insupportable s'exhale sans cesse de la corruption qui l'enveloppe ; venez donc à son secours ; appliquez-y le fer et le feu, n'épargnez rien pour la guérir, coupez, tranchez, brûlez, il lui faut les remèdes les plus violents » (2).

(1) Carré de Mongeron, t. II, p. 18, 19.
(2) Dom Lataste, t. II, p. 926.

Nous voudrions pouvoir tout citer : nous en avons assez dit pour faire comprendre le caractère de ces folies épidémiques, et pour faciliter leur comparaison avec le délire inspiré des anciens oracles.

« Voilà le Dieu ! » exclamaient les sybilles, « Voilà le Saint-Esprit ! » s'écriaient les théomanes, « Voilà le démon ! » hurlaient les démonopathes : et soudain c'étaient mêmes convulsions, même fureur, même délire inspiré, même enthousiasme prophétique. Dans les temples de l'antiquité païenne, c'étaient des femmes qui étaient en proie à ces accès, et ces femmes s'occupaient exclusivement du culte des autels ; au XVIIe et au XVIIIe siècle, ce sont encore des femmes et surtout des femmes cloîtrées qui sont prises de ces paroxysmes, de cette même forme de folie.

Nous n'insisterons pas sur la comparaison. Nous n'avons voulu que l'indiquer pour l'invoquer comme une nouvelle preuve de la folie des sibylles à l'adresse de ceux qui, peu convaincus par l'évidence des textes que nous avons cités, douteraient encore de la légitimité de nos explications sur les oracles. On ne peut pas dire : « Au temps de Platon la Grèce était déjà trop civilisée pour être encore la dupe des prophéties qui auraient été faites par des folles. Le mépris public aurait fait justice de ces extravagances. » Les faits que nous venons de résumer, faits identiques, ne se passaient-ils pas en France en plein XVIIIe siècle, — au siècle de Voltaire ! — et n'excitaient-ils pas partout, au sein du peuple, le plus vif enthousiasme ? Bien mieux, ces fous ou folles, avec leurs prédications exaltées, faisaient des prosélytes. Ceux qui furent persécutés n'en étaient que plus attachés à leurs convictions, que plus acharnés dans leur fanatisme. Dans les Cévennes, des milliers de villageois croyant obéir à la volonté du Saint-Esprit, se firent écraser par les soldats et finirent par leur opposer une résistance forcenée.

Ces faits sont trop rapprochés de nous, ils ont été trop bien observés pour qu'on puisse les nier ou en méconnaître la signification. Ils se sont passés à une époque où ils ne pouvaient longtemps en imposer. Les Bacon, les Descartes, les Pascal, les Leibnitz, les Newton, les Locke, les Hobbes, les Malebranche avaient émancipé la raison humaine. De toutes parts, la médecine restaurée commençait à devenir une science positive, grâce surtout à Sydenham, la gloire de l'Angleterre; à Baglivi, de Raguse, le plus illustre des observateurs; au célèbre Boerhaave, de Leyde; à Bonet, de Genève; à Charles Lepois, de Nancy; à Sauvages, de Montpellier; à Morgagny, de Forli, et à tant d'autres trop longs à citer, qui, par leurs travaux et leurs leçons, l'avaient reconstituée et ramenée aux principes d'Hippocrate. Depuis la fin du xviie siècle, les universités, les académies, les sociétés scientifiques s'étaient partout multipliées. L'Europe entière était en progrès sur la Grèce où l'observation d'Aristote, qui prouvait le caractère pathologique du délire inspiré, n'avait pu que rester sans écho. Quand ce même délire se manifesta au xviiie siècle, ce ne furent pas seulement les médecins, ce furent aussi les philosophes qui, ne s'en laissant plus imposer par de vaines apparences, cherchèrent dans les désordres de l'organisme l'explication naturelle de ces troubles autrefois considérés comme surnaturels. Platon avait cru à l'intervention de la divinité dans la manie prophétique; Voltaire haussa les épaules.

Il faut dire à la gloire de Voltaire que s'étant constitué le défenseur de toutes les victimes d'une législation barbare, il défendit aussi les aliénés. Il faut voir avec quelle âpre ironie, il montre la cruauté de ceux qui prennent au·sérieux les divagations des théomanes; avec quelle haute raison, avec quel esprit d'observation scientifique, il parle de la folie. Qu'on relise dans ses œuvres l'histoire de Simon Morin: on dirait une page détachée du *Traité médico-philosophique de la manie.* «C'était, dit-il, un insensé qui croyait avoir eu des visions, et qui poussa la folie jusqu'à se croire envoyé de Dieu et à se dire incorporé en Jésus-Christ. Le parlement *le condamna très-sagement à être enfermé* aux Petites-Maisons. Ce qui est extrêmement singulier, c'est qu'il y avait alors dans ce même hôpital un autre fou qui se disait le Père éternel, de qui même la folie a passé en proverbe. *Simon Morin fut si frappé de la folie de son compagnon, qu'il reconnut la sienne; il parut rentrer pour quelque temps dans son bon sens;* il exposa son repentir aux magistrats, et, *malheureusement* pour lui, il obtint son élargissement. Quelque temps après, il retomba dans ses accès, il dogmatisa. Sa mauvaise destinée voulut qu'il fît connaissance avec Saint-Sorlin Desmarest, qui fut pendant plusieurs mois son ami, mais qui bientôt, par jalousie de métier, devint son plus cruel persécuteur. Desmarest n'était pas moins visionnaire que Morin; et après avoir avoué qu'il avait engagé des femmes dans l'athéisme, il s'érigea en prophète. Il prétendit..... Rien n'eût été plus raisonnable et plus juste que de le mettre dans la même loge que Simon Morin; mais pourra-t-on s'imaginer qu'il trouva beaucoup de crédit auprès du jésuite Annat, confesseur du roi? Il lui persuada que ce pauvre Simon Morin établissait une secte presque aussi dangereuse que le jansénisme même... Osera-t-on le dire? Simon Morin fut condamné à être brûlé vif..... Ce fut au milieu des fêtes d'une cour brillante, parmi les amours et les plaisirs, ce fut même dans le temps de la plus grande licence, que ce malheureux fut brûlé à Paris, en 1663 » (1).

Constatons, en passant, que Voltaire applaudit à la séquestration de Simon Morin, qu'il déclare très-sage, trouve mauvais qu'on lui ait rendu la liberté avant guérison complète, et constate que le contact des autres aliénés suffit quelquefois pour guérir ou du moins pour améliorer la folie. Si Voltaire revenait parmi nous, il serait donc partisan de nos asiles (2).

On voit jusqu'à quel point la connaissance et l'observation de la folie étaient poussées déjà, même en dehors de l'étude de la médecine. Les médecins, de leur côté, observaient, synthétisaient et systématisaient les faits qu'ils avaient recueillis au profit de la science.

A la fin du XVIII° siècle, Lorry, résumant l'étude de tous les phénomènes qu'il lui avait été donné d'observer, les retraça dans son livre de la mélancolie (3), où il décrivit les symptômes de la mélancolie hystérique, de

(1) Voltaire : édit. Baudoin, t. XXXIX, p. 52.

(2) Qu'on prenne garde à Voltaire! cet homme-là ressuscite quand on y pense le moins... Chaque fois qu'on s'appuye sur « l'ignorance, » ou qu'on veut s'y appuyer, Voltaire est là qui vous regarde..., — dit Michelet.

Qu'en pensent M. Louis Jourdan et les autres adversaires des asiles? Accuseront-ils Voltaire d'avoir voulu attenter à la liberté individuelle?

(3) De melancholià et morbis melancholicis.

la mélancolie extatique, ceux des différentes espèces
d'enthousiasme, de fanatisme religieux, et insista sur
la liaison fréquente qui existe entre les divers dérange-
ments rapportés à la sensibilité, à l'intelligence et au
mouvement. Entre autres observations, il cite celle
d'une dame noble, d'un esprit fort médiocre, qui avait
des accès de mélancolie, pendant lesquels son intelligence se développait au point de la rendre capable de
disserter avec éloquence sur les questions les plus
ardues.

Ces faits étaient alors très-fréquents chez les mystiques de la classe élevée ou qui avaient reçu une certaine
éducation. Nous avons eu déjà l'occasion d'en expliquer
la portée à propos de sainte Thérèse (xvi° siècle) que
M. Maury appelle «la métaphysicienne du mysticisme
féminin et de l'illuminisme extatique. » A la fin du
xvii° siècle, une autre mystique, madame Guyon, s'était
rendue célèbre par de nombreux ouvrages mystiques en
vers et en prose et par sa doctrine du quiétisme. Attaquée par Bossuet, défendue par Fénelon, elle eut les
honneurs d'une bulle du pape et d'une ordonnance du
roi : tout cela devait singulièrement contribuer à l'exal-
ter. Plus on la persécutait, plus elle était saturée de la
grâce ; c'est au point qu'il suffisait de s'approcher d'elle
pour en prendre une partie, « à mesure qu'on reçoit la
grâce autour de moi, je me sens, dit-elle, peu à peu
vidée et soulagée... C'est comme une écluse qui se dé-
charge avec profusion ; on se sent empli, et moi je me
sens vidée et soulagée de ma plénitude... Dans un excès
de plénitude, une comtesse me délaça charitablement
pour me soulager, ce qui n'empêcha pas que mon corps
ne crevât de deux côtés.

... « Une nuit que j'étais fort éveillée, je fus reçue par Jésus-Christ dans une chambre où il y avait deux lits, et Jésus-Christ me dit : « En voilà un pour ma mère et l'autre pour vous, mon épouse ; je vous ai choisie pour être ici avec vous. »

Une autre mystique, après avoir vécu à la cour de Louis XIV, se retira dans une caverne au milieu d'une forêt où elle écrivit trois volumes de lettres à son directeur. « Je me promène sur mes rochers, dit-elle, admirant la grandeur de Dieu dans ses œuvres, et quand je ne sors pas, je parle à mon divin époux comme je ferais à un intime ami. Je ne fais aucunes fonctions naturelles ; je suis toute perdue à moi-même, tant je suis remplie de l'onction de la croix. Mais sitôt que je me sens hors de cette oraison, et de toutes ces opérations intérieures (qui me durent quelquefois deux fois vingt-quatre heures où je ne bois, ni ne mange), l'amour-propre veut s'emparer de mon cœur, le diable me combat de toutes les manières et me fait voir des spectres horribles. »

M. Maury a fait de tous ces écrits une étude des plus intéressantes ; nous y lisons : « La littérature des mystiques extatiques n'est qu'un récit d'hallucinations perpétuelles. Chez les femmes qui sont dévorées par les langueurs de l'amour divin, le *Cantique des cantiques* exerce une extrême influence. Elles le commentent et le paraphrasent à tout instant ; le langage demi-sensuel de ce cantique convient parfaitement à l'état de leur cœur, car chez ces femmes se mêle, sans qu'elles s'en doutent, à l'aspiration vers le Sauveur, un sentiment vague d'un amour terrestre et humain qui n'a point reçu sa satisfaction. Les mystiques se représentent sans cesse Jésus sous les traits d'un beau jeune homme. Elles le pressent con-

tre leur sein ; elles lui prodiguent de chastes embrasse-
ments où cependant le penchant de la nature n'est point
absolument étranger. Elles s'imaginent être l'objet de ses
complaisances et de ses prédilections particulières. Elles
se croient non-seulement des épouses de Dieu, mais des
épouses préférées et inondées de toutes les faveurs de
leur époux. Une sainte Christine, vierge et abbesse de
Saint-Benoît, alla jusqu'à croire qu'elle était reçue comme
une véritable épouse dans la couche de son Sauveur. Ce
délire d'une femme hystérique éclate à chaque pas des
révélations de sainte Gertrude, qui n'offrent qu'un long
épithalame de son hymen avec le Sauveur. Ce furent
les mêmes illusions qui se jouèrent d'une autre sainte
célèbre, sainte Catherine de Sienne... A la fin du
XVIIe siècle, Marie Alacoque donna l'exemple de pareilles
visions....

A la fin du XVIIIe siècle, mademoiselle Brohon, qui
avait comme les précédentes un certain éclat de style,
parvint à exercer un véritable empire sur des gens distingués, et elle occupa de ses hallucinations et de ses
prétendues prophéties une foule de membres du clergé
et des personnes de la haute société.....

Chez les personnes en proie à une forte surexcitation
nerveuse, disposées à l'illuminisme, la mémoire acquiert
un grand degré de puissance..... Des monomanes religieux complétement illettrés, et qui n'ont eu d'autre
instruction que le prône de leur curé ou les entretiens
de quelques personnes pieuses, redisent dans leurs divagations des morceaux entiers de sermons, d'oraisons,
et arrivent à se faire un style tout à fait en harmonie
avec leurs prétentions de prophète ou d'inspiré. C'est

précisément ce qui a lieu chez les extatiques mystiques, et ce qui leur a fourmi les éléments de leurs écrits..... Tous ces livres portent un cachet commun et reflètent, bien qu'à degrés divers, le désordre des sens, dans une étroite connexion avec l'excitation cérébrale..... »

Malgré la vogue qu'eurent, en leur temps, toutes ces aberrations, les travaux du XVIIIe siècle amenèrent le triomphe des saines idées. Bientôt les épidémies de pro-phètes et de possédés disparurent ; quant aux mysti-ques, elles *s'ensevelirent* au fond des couvents, loin d'un monde trop incrédule, pour y goûter en paix les jouis-sances de l'extase et les faveurs de l'hallucination (1).

§ III. *Depuis Pinel.*

XIXe *siècle.* — La raison fait encore de tels progrès dans les commencements de ce siècle que, vers sa moitié, on voit le clergé renoncer généralement aux exorcismes. Dans les cloîtres les plus austères, lorsque les jeûnes, les veilles et toutes les pratiques d'une dévotion mal entendue surexcitent jusqu'à l'hallucination de pieuses névropathiques ; que les visions les exaltent ou les ter-rifient ; qu'elles se disent inspirées de Dieu ou possédées du démon, — on les fait soigner. Les couvents n'hésitent plus à envoyer dans les asiles d'aliénés leurs prophé-

______

(1) Au seuil du XIXe siècle apparait Mesmer, l'inventeur du ma-gnétisme animal qui produit parfois un délire transitoire méconnu par les magnétiseurs, mais évidemment analogue à celui des exta-tiques. « Il est incontestable sans doute, dit Calmeil, que dans le somnambulisme, comme dans le délire sensorial d'une foule d'a-liénés, les sourds peuvent entendre, que les aveugles peuvent voir, que les individus, tout en ayant l'air de dormir, peuvent tracer des descriptions magnifiques de la nature ou de la campagne ; mais c'est le cerveau à lui tout seul qui enfante ces prodiges... »

tesses et leurs possédées : nous en avons vu guérir plus d'une. Lorsque les épidémies de folie convulsive reparaissent dans un de ces pays qui sont en proie à l'ignorance et à la superstition, on coupe court à la contagion en séquestrant les premiers atteints, prophètes ou possédés, dans des asiles où la plupart guérissent ; on prévient le retour du mal en installant dans le pays un aliéniste chargé d'apporter de prompts secours aux malheureux qui entreraient en convulsions et présenteraient une surexcitation anormale des facultés intellectuelles.

Ces résultats sont dus surtout aux hommes qui, depuis le commencement de ce siècle, ont fait marcher d'un pas si ferme l'étude de l'aliénation mentale.

Pinel, dans son *Traité de la Manie* posa les germes des progrès de cette science. Il en assura l'éclosion en formant le noyau d'une école qui, sur les traces du maître, entra dans la voie d'une sage observation.

Esquirol élargit, sans le surcharger, le cadre de la classification et fit de nouveaux élèves. La loi de 1838 parut. Des asiles nombreux s'élevèrent ; les malades, qui erraient ou restaient enfermés sans secours médicaux, y arrivèrent en foule. L'observation de la folie devint accessible à tous les médecins. Tous purent voir des fous présentant dans leurs accès une surexcitation extrême des facultés intellectuelles. Aussi, depuis Pinel, il n'est pas un auteur qui n'en fasse au moins mention. Si nous voulions les citer tous, nous surchargerions inutilement notre travail ; nous nous contenterons de prendre dans les ouvrages de ceux qui sont morts quelques courts extraits :

Pinel, chapitre 9. « *Les accès de manie ont pour ca-*

ractère un nouveau degré d'énergie physique et morale.
— L'accès semble porter l'imagination au plus haut
degré de développement et de fécondité, sans qu'elle
cesse d'être régulière et dirigée par le bon goût: Les
pensées les plus saillantes, les rapprochements les plus
ingénieux et les plus piquants, donnent à l'aliéné l'air
surnaturel de l'inspiration et de l'enthousiasme. Le souvenir du passé semble se dérouler avec facilité, et ce
qu'il avait oublié dans ses intervalles de calme, se reproduit alors à son esprit avec les couleurs les plus
vives et les plus animées. Je m'arrêtais quelquefois avec
plaisir auprès de la loge d'un homme de lettres qui,
pendant son accès, discourait sur les événements de la
révolution avec toute la force, la dignité et la pureté de
langage qu'on aurait pu attendre de l'homme le plus
profondément instruit et du jugement le plus sain. Dans
tout autre temps ce n'était plus qu'un homme très-ordinaire » (1).

FODÉRÉ, § 180. « *L'extase et les visions.* — Quelques
personnes, surtout parmi les mélancoliques et les
femmes hystériques, paraissent avoir réellement la propriété de se mettre en extase..... On est capable alors de
former des raisonnements plus sublimes que dans
l'état ordinaire..... C'est ce qui arrive encore dans
certains délires des fièvres malignes, où l'on compose
des vers, des chansons, de la musique, où l'on dit, et
même l'on prédit des choses extraordinaires.... » (2).

GEORGET. « Des aliénés dans la discussion, la dispute
ou la fureur s'expriment souvent d'une manière qui

(1) Pinel, Traité de la manie.
(2) Fodéré, Médecine légale.

leur était étrangère avant le développemment du délire » (1).

Perfect dit qu'une jeune personne qui n'avait jamais montré de dispositions pour la poésie devint folle et dans son accès se mit à faire des vers très-harmonieux (2).

Marc. « Il existe chez les maniaques un symptôme commun, c'est un délire général, avec excitation plus ou moins grande des facultés intellectuelles. Ce délire a ses degrés, dont le premier est quelquefois si faiblement prononcé, qu'il ne se manifeste que par une tension légère, mais permanente de l'esprit.... » (3).

Esquirol. « Quelques maniaques, pleins de confiance en eux-mêmes, parlent et écrivent avec facilité, se font remarquer par l'éclat des expressions, par la profondeur des pensées, par l'association des idées les plus ingénieuses.....

« L'exubérance des pensées, dans la manie, produit un délire fugace dont l'objet est sans cesse renouvelé et qui prend toute espèce de formes; le langage, les actions participent de cette mobilité, de cette versatilité d'idées qui ont quelquefois un caractère très-élevé et même sublime (4). »

Histoire d'un accès de manie guéri par Esquirol et raconté par le malade en convalescence : « L'activité qui me dominait, s'étant changée en fureur guerrière, l'idée et le souvenir des guerriers dont l'histoire et le ca-

(1) Georget, Discussions médico-légales.
(2) Perfect, cité par Leuret.
(3) Marc, De la Folie dans ses rapports avec les questions médico-légales.
(4) Esquirol, des Maladies mentales.

ractère m'avaient le plus vivement frappé dans mon enfance, vinrent s'offrir à moi. Alors mon imagination, me transportant dans tous les combats et les assauts dont j'avais lu l'histoire, je voulus rendre ces divers caractères; je parcourus successivement ceux d'Alexandre, d'Achille, de Henri IV; et avec le premier, auquel je m'assimilai au point que je croyais avoir sa figure, son nom, être sa personne, je combattis au Granique, je vainquis à Arbelles, j'assiégeai Tyr et montai à l'assaut sur ses remparts.....

Dans un second accès de fureur guerrière, il plut à mon imagination de me prêter le caractère d'Achille. Il me semblait ceindre ses armes; j'empruntai sa voix, son courage, j'adressai aux Troyens des défis et des insultes.....

« Mes parents, qui ne savaient rien de ce qui se passait en moi, prirent le parti de me lier le corps et de m'enchaîner les mains. Dieu! quels supplices je souffris! quel changement se fit tout à coup dans mon imagination !

« Déchu du haut degré de fortune où je m'étais élevé, abattu, consterné, je regardai mes chaînes..... je sentais le poids du plus affreux désespoir.....

« J'empruntai le caractère d'un roi pacifique; je crus faire fleurir dans mes prétendus états, et exercer moi-même tous les arts, toutes les sciences, la peinture, la sculpture, l'architecture, la géométrie, etc. Je dessinais, je faisais des plans.....

« J'avais le coup d'œil si juste, la main si assurée que, sans autre instrument que ce qui me tombait sous la main, je les traçais sur le sol ou sur les parois de ma chambre avec une justesse et une exactitude de proportions étonnantes.

« Mes parents et autres gens simples, surpris de me voir exprimer si heureusement quelques traits de talent qu'ils savaient que je n'avais jamais exercés, s'imaginèrent qu'il y avait là quelque chose de surnaturel......

« L'humeur qui me dominait donnait à mes sens une vivacité, à mes esprits une pénétration, et à mon âme une grandeur et une élévation qui faisaient de moi un homme extraordinaire. Je semblais lire dans le cœur des gens qui m'approchaient; je développais leur caractère avec une sagacité étonnante, et n'étant retenu par aucune considération, je le rendais avec justesse et précision. Ce qui donna l'occasion, à un prêtre qui me vit quelquefois dans ma maladie, de dire sérieusement à mes parents que j'étais possédé par l'esprit de Python, le même que celui que saint Paul chassa de l'esprit d'une folle.

« On sera peut-être surpris que j'aie pu me souvenir de tant de choses et de circonstances; mais mon imagination était si vive et si active, que tous les objets venaient s'y peindre ou plutôt s'y graver en caractères de feu, et bien des choses qui, auparavant, n'avaient fait qu'effleurer cette faculté lorsque j'étais en santé, me sont, depuis cette crise, devenues plus présentes... »

—L'attention des mélancoliques est d'une activité très-grande, dirigée sur un objet particulier, avec une force de tension presque insurmontable; concentré tout entier sur l'objet qui l'affecte, le malade ne peut détourner son attention, ni la porter sur les autres objets étrangers à son affection. L'esprit, comme le cerveau, est, qu'on me passe l'expression, dans un état tétanique. »

FRANCK. *Manie fantastique.* — «A l'époque où l'on prêchait une mission dans l'église de Saint-Casimir, à

Wilna, une jeune fille de 14 ans qui se livrait avec ardeur aux exercices de piété, se mit à prier pendant des journées entières, et à se relever la nuit pour se livrer à quelque acte de dévotion. Elle pleurait et fuyait la compagnie des hommes. Reçue à la clinique, nous la trouvâmes amaigrie, ayant les extrémités froides et livides, le pouls faible, répondant à peine un mot, à moins qu'on ne lui parlât des choses sacrées, car alors son teint s'animait, ses yeux devenaient brillants, et sa figure avait quelque chose de céleste. Ce n'est pas tout. Elle conversait sur la religion avec une si grande facilité, qu'on aurait juré qu'elle avait étudié la théologie. Un prédicateur n'aurait pas dit mieux qu'elle sur Dieu, sur les devoirs du chrétien; n'aurait pas réfuté avec plus d'habileté les objections qu'on lui opposait... » (1).

Leuret. « Il m'est arrivé plusieurs fois de prendre une idée trop favorable de la capacité intellectuelle de quelques personnes, lorsque je n'avais pour les juger que la connaissance de ce qu'elles faisaient ou disaient pendant un accès de manie. Tel malade qui m'avait frappé par ses discours, ou ses saillies, n'était plus après sa guérison qu'un homme très-ordinaire et bien au-dessous de l'opinion que j'avais conçue de lui.

« Un officier qui combattait dans les rangs du peuple pendant les journées de Juillet, vit tout à coup apparaître la Vierge Marie, et se sentit en même temps tout autre de ce qu'il était auparavant. Il eut une activité corporelle qui devint bientôt une véritable agitation maniaque, et il se trouva une intelligence qu'il ne s'était jamais connue. Il composait des chansons avec une

(1) Franck, Praxeos medicæ.

grande facilité, et, tout étonné lui même de se trouver un semblable talent, il m'a souvent répété : « Jamais, « autrefois je n'avais rien fait comme cela, j'avais une vie « toute militaire, et je ne m'occupais ni de littérature, « ni de poésie, encore moins de religion ; tout ça m'est « venu, je ne sais pas comment » (1).

MARCÉ. « Ces anomalies bizarres, ce singulier mélange de raison et de folie, se retrouvent d'une manière éclatante dans ces journaux (*The New Moon*, *The York Star*, *The Opal*) littéraires, qui sont rédigés et imprimés par les malades eux-mêmes dans les murs de plusieurs asiles d'aliénés en Angleterre. Là se trouvent des œuvres étranges, des discours d'une inégalité choquante : au milieu de pensées folles, on voit poindre des phrases éloquentes, des pensées admirables, et plus d'un littérateur n'a pas dédaigné d'extraire de ces écrits des pages entières pleines d'intérêt. Quelques morceaux poétiques, surtout par l'originalité du rhythme, par leurs accents passionnés, le fini de leurs descriptions, charment et étonnent à la fois. Un malade, John Clare, qui déraisonnait dès qu'il abordait la prose, s'est élevé dans des élégies tendres et mélancoliques à une rare perfection de style et aux idées les plus choisies.

Manie. Chez les sujets dont la surexcitation intellectuelle, au lieu d'être diffuse et de s'éparpiller sur une foule d'objets, se groupe autour d'une passion ou d'une idée prédominante ; il peut arriver que le style s'élève à un éclat inaccoutumé, que les pensées, les sentiments soient exprimés avec un entraînement, une éloquence que ne comporte pas le niveau intellectuel des malades,

(1) Leuret, Fragments psychologiques sur la folie.

et qui s'évanouissent dès que la convalescence devient plus complète et plus sérieuse. C'est ainsi que j'ai vu une jeune femme, d'un esprit cultivé, mais d'une intelligence ordinaire, écrire à son mari pendant le cours d'un accès maniaque, avec prédominance d'idées de jalousie, des lettres qui, par leur éloquence, par leur style passionné et énergique, pouvaient être placées hardiment auprès des pages les plus brûlantes de la Nouvelle Héloïse. Une fois l'accès passé, les lettres redeviennent simples et modestes, et jamais, en les comparant aux autres, on n'eût cru qu'elles provenaient de la même plume (1). »

Parchappe. Une mélancolique, femme d'un pauvre instituteur de campagne, dans une lettre où fourmillent les fautes d'orthographe, s'adresse ainsi à son mari : « Pourquoi le Maître de l'univers ne m'a-t-il pas ouvert mon tombeau dans ma brillante jeunesse? Pourquoi dans ce même temps ne m'a-t-il pas éloignée de toi, puisque tu ne m'aimes pas et que je fais ton malheur? Pourquoi suis-je devenue mère? pour être malheureuse, plus que malheureuse, pour abandonner mes enfants qui me sont si chers.....

« Pourquoi me hais-tu? Quand je serais les pieds dans l'huile bouillante, je dirais encore : Je t'aime! Pourquoi ne m'as-tu pas laissé mourir? Tu serais heureux, et moi mes maux auraient été finis..... Mes chers enfants, avec leurs jeux, s'asseyraient sur ma tombe. Je serais encore près d'eux; je les entendrais dans le sombre tombeau dire « Voilà notre mère!..... »

Une femme de la campagne, qui sait à peine écrire,

(1) Marcé, De la Valeur des écrits des aliénés.

atteinte de manie érotique, se prend de passion pour le médecin de la maison où elle est traitée. On trouve dans une lettre qu'elle lui adresse les passages suivants : «Que voulez-vous de moi? mon cœur, il est à vous; mon corps, il est à vous; mon esprit, il est trop petit; mon sang il est à vous. Enfin, que puis-je vous offrir davantage? Ma vie, elle est à vous..... cher pasteur, docteur, époux, frère, tout ensemble! Que vous dirai-je, je ne suis plus à moi. Mes pensées sont une mer. Je suis troublée, je ne me comprends pas..... Je suis perdue de vous et en vous..... » (1).

Pour terminer cette longue série de citations concluons avec Parchappe que : « Les annales de la science contiennent un certain nombre de faits authentiques qui ont contribué à causer le préjugé d'une augmentation surnaturelle des facultés intellectuelles, et qui expliquent, jusqu'à un certain point, comment l'amour du merveilleux chez des observateurs crédules, exagérant et dénaturant des faits analogues, a pu accréditer les incroyables récits dont fourmille l'histoire des sectes religieuses à toutes les époques, et plus particulièrement l'histoire des possessions diaboliques au moyen âge.

(1) Parchappe, Symptomatologie de la folie.

CHAPITRE III.

Observations.

Maracus, civis Syracusanus, poeta etiam
præstantior erat dùm mente alienaretur.
(ARISTOTE).

Les poëtes, les artistes, les savants, ne sont pas rares
à Charenton. Les œuvres qui de temps à autre sortent
de leurs mains rivalisent avec celles du dehors, et, dans
l'opinion publique, l'emportent quelquefois en éloquence, en grâce, en beauté. Si les aliénistes faisaient
un choix entre toutes les pièces, prose ou poésie, que les
fous laissent perdre entre leurs mains, ils auraient les
éléments d'un *Trésor littéraire* dont la publication rendrait
peut-être plus modestes certains de nos auteurs contemporains. Dans une brochure récente, nous avons donné
des extraits du *Glaneur de Madopolis*, journal composé
par les aliénés que nous avions sous les yeux : une
feuille qui, par son esprit essentiellement parisien, s'est
fait un nom dans le monde des lettres et des arts, a reconnu que « certains articles de ce journal sont tout sim-
« plement très-spirituels, on ne peut plus fins et raillent
« avec un tact extrême la folie en général et les fous en
« particulier. » C'est que les plus fous, aveugles trop souvent sur leur propre compte, gardent toute leur finesse,
toute leur pénétration pour voir ce qui se passe autour
d'eux ; c'est qu'en dehors de leurs idées délirantes, la
plupart sont comme tout le monde, appréciant très-bien
les choses, jugeant très-bien des personnes et des faits,

raisonnant tout aussi juste qu'avant d'être malades (1). »

Si la discrétion la plus absolue n'était pas notre premier devoir, nous pourrions citer telle œuvre, en peinture, en sculpture, auprès de laquelle ont pâli les œuvres des maîtres dans les concours publics ; nous pourrions rappeler telle mélodie encore en vogue dans les salons, telle traduction fort estimée, tel article scientifique qui s'est fait remarquer dans telle ou telle revue, et dont l'auteur *malade* a cru devoir cacher sous un pseudonyme son nom bien connu : toutes ces productions ont vu le jour à Charenton.

Rien de plus naturel ; pour ces deux raisons on ne peut plus simples : 1° que les pensionnaires de cet établissement appartiennent en majeure partie à la classe instruite, riche ou vivant de son intelligence ; 2° que la perte complète des facultés intellectuelles ou démence ne s'observe que dans la période ultime de la folie qui bien souvent se maintient dans ses formes maniaque ou monomaniaque pendant de longues années, quelquefois pendant toute la vie de l'aliéné.

Or, loin de consister dans la perte totale des facultés intellectuelles, « la monomanie est en rapport direct de fréquence avec leur développement ; plus l'intelligence est développée, plus le cerveau est mis en activité, plus la monomanie est à craindre..... Le *délire partiel* est un phénomène si remarquable que plus on l'observe, plus on s'étonne qu'un homme qui sent, raisonne et agit comme tout le monde, ne sente plus, ne raisonne plus. n'agisse plus comme les autres hommes sur un point unique (2). »

(1-2) Esquirol.

Quand au *délire général* ou manie, il est si peu le résultat de l'anéantissement des facultés intellectuelles, que bien au contraire tout dans ses manifestations annonce l'effort, la violence, l'énergie de ces facultés. Leur activité est telle, que « l'attention, au lieu de les diriger et de prêter sa force à leur action, est en quelque sorte maîtrisée par elles. Qu'un homme agisse puissamment sur l'esprit d'un maniaque, qu'un événement imprévu arrête son attention, le voilà tout à coup raisonnable, et la raison se soutient aussi longtemps que l'impression actuelle conserve assez de puissance pour soutenir son attention (1). »

Ces explications suffisent pour faire comprendre qu'un homme de talent ne cesse pas toujours d'être tel parce qu'il est fou. N'est-ce pas d'ailleurs un fait vulgaire, que tout le monde a pu observer dans la colère ou dans l'ivresse ? La colère est une courte folie, *ira furor brevis*, a-t-on dit avec raison ; l'ivresse est une folie passagère, artificiellement développée : est-ce qu'un homme ivre ou colère perd nécessairement, dès qu'il est hors de lui, l'exercice de ses facultés ? Ne voit-on pas, au contraire, tous les jours des hommes emprunter à la colère ou à l'ivresse une vivacité de réparties, une vigueur de raisonnement ou un éclat d'intelligence qui ne leur sont pas habituels ? (2)

C'est ce qui arrive dans la folie : c'est ce que vont prouver nos observations. N'oublions pas toutefois d'in-

(1) Esquirol.

(2) « C'est ainsi que, hors de l'état morbide, la passion fait quelquefois sortir d'une nature inculte ce qu'en fait d'éloquence et de poésie le talent n'obtient que par les effets d'une savante réflexion.» (Parchappe.)

sister sur ce fait que les facultés ne sauraient être surexcitées au delà de l'aptitude naturelle au cerveau qui
les met en jeu. « Vous aurez beau presser un mur, dit le
proverbe, vous n'en extrairez pas de l'huile..... Un accès
de folie a pu inspirer le Tasse comme tout autre faiseur
de vers ; c'est parce qu'il était fou peut-être qu'il chantait, mais c'est parce qu'il était le Tasse qu'il chantait si
bien. Il faut que ce soit déjà le génie qui délire, pour
que le délire *soit encore* (1) du génie (2). » La valeur des
œuvres qui sont le produit de la surexcitation des facultés intellectuelles est donc proportionnée à la virtua-
lité cérébrale de leur auteur. On ne saurait en douter,
si l'on compare les documents que nous allons reproduire à ceux qu'a publiés Parchappe : n'ayant guère
sous les yeux que des aliénés de la classe pauvre, Parchappe ne put recueillir que des écrits d'une valeur
relative, quoique surprenante eu égard à l'instruction
négligée, au défaut d'éducation première des malades
qui les avaient conçus. Nous avons eu la bonne fortune
d'observer des fous dont la portée intellectuelle, originelle ou acquise, était de beaucoup supérieure : leurs
productions portent la trace de cette supériorité.

Si des hommes sont capables de produire des œuvres
remarquables dans leur état normal, ils doivent l'être
à fortiori quand leurs facultés intellectuelles sont dans
un état d'exaltation qui avive la mémoire et multiplie
les idées sans cependant les accélérer et les pousser pêle-
mêle jusqu'à l'incohérence. La surexcitation se main-

____

(1) *Soit encore* est insuffisant, nous ajoutons *et devienne* du génie ;
car nous admettons que le génie, resté pour ainsi dire à l'état latent
chez un homme sensé, peut apparaître dans un accès de folie.

(2) Albert Lemoine ; l'Ame et le Corps.

tient rarement dans ces étroites limites, bientôt franchies par le délire. Cependant il résulte de nos observations que les cas en sont moins rares qu'on ne l'a cru généralement; nous n'en voulons pour preuve que la multiplicité de ceux qu'il nous a été donné d'observer en trois ans (1).

§ I. — Délire général.

I. *Manie aiguë.* — A..., homme de lettres, qui joint à des sentiments religieux poussés jusqu'à l'exagération une imagination ardente et poétique, sous l'influence de travaux intellectuels excessifs et peut-être aussi d'une continence outrée, nécessitée par la grossesse de sa femme, mais en dehors de ses habitudes et de ses besoins, fut pris, au moment des fortes chaleurs de l'été, de maux de tête violents, malgré lesquels il s'obstina à poursuivre ses travaux. Bientôt il fut assailli de remords vagues, sans objet défini, il craignit d'avoir commis quelque faute. Il ne tarda pas à découvrir cette faute imaginaire, sa conscience de plus en plus troublée la lui reprocha vivement, et il finit par se persuader qu'il

(1) Nous ne les rapportons pas tous pour des motifs faciles à deviner. Il en est un bon nombre, ceux relatifs aux dames, par exemple, qui ne pourraient être livrés à la publicité sans une foule d'inconvénients de toute sorte que nous n'avons pas à discuter ici. Nous nous résignons à réserver ceux qui nous paraissent de nature à blesser la susceptibilité des malades ou de leur famille, considération majeure qui nous fait une loi de renoncer à la reproduction de lettres fort remarquables, écrites en plein délire par des dames aujourd'hui guéries. Pour ne pas désigner trop directement les malades qui sont le sujet de nos observations, nous remplacerons leur nom par les initiales A. B. C., etc. L'une de ces observations a été prise à l'asile de Toulouse, sous les yeux de M. le Dr Marchant.

allait être l'objet d'un châtiment céleste. Le châtiment ne se fit pas attendre. Il se figura que Dieu l'avait changé en bête, comme autrefois Nabuchodonosor. A partir de ce moment, tout lui apparut sous des couleurs nouvelles, sous le jour le plus étrange : la terre .avait une teinte verdâtre, les hommes lui paraissaient plus beaux, plus nobles, d'une attitude et d'une stature qui lui en imposaient ; en un mot, il voyait, il sentait, il jugeait comme il semblait à son imagination troublée que doivent voir, sentir et juger les bêtes. Il comprenait leur langage, et, quand il passait dans les champs,devant quelque animal, bœuf, âne ou cheval, ces bêtes le reconnaissaient pour un des leurs et le saluaient à leur manière. Nabuchodonosor avait brouté l'herbe pendant neuf ans comme un bœuf : il était bœuf comme lui, et, s'il ne broutait pas, c'était par amour-propre, parce qu'il pensait que ses amis, ses parents, ne s'étaient pas aperçus de sa métamorphose, et qu'il espérait la leur cacher. A la vue d'une prairie il se sentait une envie, un besoin, une faim des plus vifs, et, s'il avait osé, il en aurait mangé avec délices. — Il était fort congestionné ; une large saignée, des purgatifs, des révulsifs aux membres inférieurs ramenèrent en partie le calme dans son esprit ; le repos, un voyage, des distractions, la nouvelle de l'heureuse délivrance de sa femme achevèrent de le rendre à ses habitudes de raison. Il rentra chez lui, complètement débarrassé de ses obsessions. Les idées délirantes n'avaient duré que trois semaines.

Elles n'avaient plus reparu lorsque, à peu près un an plus tard, des circonstances analogues à celle qui avaient failli lui être si funestes se reproduiront,

aggravées encore par une lutte qu'il soutenait en ce
moment contre ses chefs immédiats dans l'administration
où il avait un emploi lucratif. L'état de souffrance de
sa femme, de vives contrariétés, la crainte fondée de
perdre sa position et de se trouver sans ressources à la
tête d'une nombreuse famille, la prédisposition qu'avait
créée en lui son premier accès, — puisqu'un premier
accès ne disparaît qu'en laissant dans l'esprit les germes
d'un second, — n'y en avait-il pas assez pour porter
de nouveau le trouble dans ses idées? Il devint triste,
défiant, et si distrait que parfois il n'entendait pas les
questions qu'on lui adressait en face et à haute voix.
Cependant il vaquait à ses occupations, et même il
mettait à ce moment la dernière main à une pièce de
vers qu'il voulait envoyer à un concours de province.
Sa femme étant au lit, il se trouvait en quelque sorte livré sans défense, abandonné à toutes les imprudences
dont il était capable dans un pareil état. Il passa toute
une journée la tête nue sous un soleil brûlant, uniquement
ment préoccupé de sa pièce de vers. A la recherche de
la rime, il acheva de perdre la raison. Quand le soir
il remonta près de sa femme, il avait la tête en feu. Il
mangea avec dégoût, parla de ses ennemis et prétendit
qu'ils voulaient l'empoisonner. Le lendemain, il était
plus sombre que jamais ; sa femme ayant essayé de le
dérider et de le consoler, il la repoussa durement et lui
dit : « Mon cœur est barré ! » Sa mère, justement inquiète, voulut le conduire au médecin aliéniste qui déjà
l'avait soigné ; il alla sans résistance avec elle, mais en
route il jeta plusieurs fois son chapeau dans le ruisseau
et le foula aux pieds. Sa mère, insistant pour le lui faire
reprendre, il la traita d'infâme, se jeta sur elle furieux

et voulut l'étrangler. On s'interposa, on aida la pauvre
mère à le conduire chez l'ami le plus proche. Là encore
il jeta son chapeau, et, dès qu'il en fut débarrassé, il
parut plus calme. Le soir, au moment du dîner, il avait
à peine pris place à table, que tout à coup il se redressa,
prêta un instant l'oreille, et se précipita dans l'escalier
dont il monta les marches quatre à quatre. Arrivé aux
mansardes, il ouvrit la première porte qui se trouva là,
aperçut une bonne, hésita, puis il dit : « Encore une
bonne !... Il faut que je te viole et que je te tue, » s'é-
cria-t-il presque aussitôt en se jetant sur elle. On l'avait
suivi, on s'empara de lui, on le conduisit sur-le-champ
dans une maison de santé. En route, il ne cessait de répéter : « Je suis un misérable ! » Pendant que sa mère
racontait à l'interne de garde ce qui venait d'arriver,
lui, présent à l'entretien, paraissait étranger à ce qui se
passait autour de lui. Absorbé dans la contemplation
d'une gravure représentant l'Empereur, il avait engagé
avec elle un colloque véhément. Un infirmier vint le
prendre ; il le suivit sans regarder sa mère. A peine entré dans les quartiers, il demanda aux gardiens : « A
quelle heure aura lieu le supplice ? » Le lendemain, à
la visite, il courut vers le médecin et lui dit : « Que pen-
se-t-on de Dumolard ? » On lui prescrivit un lavement
purgatif. « Je suis résigné à tout, car je suis un grand
misérable, » s'écria-t-il, et il se mit à errer fort agité
dans les cours ; quand on voulut lui administrer le lavement, il opposa une vive résistance.

« Ayez pitié de moi, criait-il, attendez jusqu'à demain ! »
puis il alla dans un coin et s'y promena à grands pas,
débitant avec animation les paroles les plus incohérentes.
A la visite du lendemain, il ne bougea pas ; il paraissait

fort occupé à s'arracher des poils et à les mettre dans le cœux de sa main, d'un air désespéré. On lui demanda ce qu'il faisait là, il répondit d'un ton lugubre et solennel : « Je cherche mon dernier helminthe ! » Le jour suivant, il insista pour savoir ce qu'on avait décidé de Dumolard ; il demanda du papier et un crayon, qu'on lui donna ; il passa sa journée à marcher d'un pas précipité en parlant à haute voix ; de temps à autre, il s'arrêtait et écrivait ; à la fin du jour, il demanda une plume et de l'encre, transcrivit ce qu'il avait écrit au crayon, et quand l'interne de garde passa dans son quartier, il le lui montra en disant : « Me promettez-vous, quand je serai mort, de faire parvenir ceci à l'Empereur ? » — « Assurément, » dit l'interne. A partir de ce moment, les idées prirent une teinte plus gaie, car il riait tout en continuant de parler seul avec volubilité. On profita de ce mieux relatif pour lui appliquer des sangsues à l'anus : il se laissa faire sans difficulté. Pendant la semaine qui suivit il se fit une amélioration notable dans son état ; il avait jusque-là regardé avec répulsion ses compagnons d'infortune ; il se rapprocha d'eux, parut les écouter avec intérêt, et les interrogea curieusement. Il était décidément beaucoup mieux. Le médecin l'invita à déjeûner avec lui ; pendant tout le repas, il se tint fort bien ; ses idées n'avaient pas encore complétement repris leur équilibre, il fit quelques observations assez bizarres, mais il se tira relativement bien de cette épreuve. A partir de ce jour, les internes l'emmenèrent dîner et promener avec eux. Un matin, on lui communiqua une lettre que sa femme avait adressée pour lui au médecin ; il la parcourut avec avidité. Sa femme fut autorisée à lui écrire directement ; voici la réponse qu'il fit à sa seconde lettre :

« Chère amie,

« Le mieux est devenu mieux encore ; au point que je ne connais qu'une chose dans l'état où je me trouve, qui soit différent de celui où j'étais quand je me portais le plus parfaitement du monde : c'est le souvenir parfois confus et parfois très-clair de ce qui m'est arrivé. Mais je m'aperçois que je m'explique mal, j'ai l'air de dire que tantôt je me souviens et que tantôt j'oublie. Ce n'est pas ma pensée, je voulais dire qu'il y a des scènes qui me sont très-présentes, d'autres que je ne m'explique pas. Mais, comme tu me le recommandes, laissons tout cela; que ce soit à jamais un cauchemar oublié.

« Hier je passai une très-heureuse matinée. Le médecin me communiqua la lettre que tu lui avais écrite. Ce fut une grande joie pour moi de lire ces pages écrites par toi, ces pages où je voyais que vos douleurs avaient eu un terme, puisque vous saviez que la raison m'avait été rendue. Le médecin me fit l'honneur de m'inviter à déjeûner chez lui et il fut témoin de mon bon appétit. Ce matin, nouvelle joie ! J'ai eu enfin une lettre à mon adresse : merci chère amie, de la tendresse que tu gardes toujours à celui qui te donne tant de charges et si peu de calme et de bonheur ! Merci des nouvelles que tu me donnes de mes chers enfants et de l'affection plus grande si c'est possible que tu leur portes pour remplacer la mienne qui dans ce moment manque à leur côté ! Merci de la patience que tu mets à supporter pour mon bien mon éloignement qui, je le sais, t'a toujours été pénible. — Mais aussi, après cette rude, cette terrible épreuve, avec quel bonheur nous nous reverrons autour de notre foyer auparavant si tranquille et un instant si troublé !

« Je ne veux pas t'entretenir de mon ennui, de ma propre patience, de la soif que j'ai de vous revoir et de recommencer ma vie. Je me laisse guider par les soins véritablement affectueux du médecin, mais tout cela n'empêche pas le cœur de battre et la poitrine de soupirer..... J'ai appris avec plaisir ce que tu me dis du baptème de notre dernier né..... Adieu, chère amie. — Il me tarde plus que je ne sais te dire de te presser sur ce cœur qui ne sera plus *barré*, je te l'assure. Pardonne-moi de répéter encore ce mot; c'est une des choses dont je tiens le plus de rancune à ma maladie. Je termine en te répétant que je n'ai plus d'idées folles, que depuis le jour où je t'ai écrit, j'ai oublié, c'est-à-dire foulé aux pieds l'idée de la ciguë contre moi. Si le médecin me garde encore, c'est peut-être par précaution ; je ne l'en blàme pas, — mais je te jure que cette captivité pour si douce et si aimable qu'elle soit, n'en est pas moins pour moi un bien grand sacrifice. »

Comme on le voit, il commençait à reprendre possession de lui-même, mais il n'était pas encore hors de danger ; ce mieux est quelquefois illusoire et trompeur ; nous n'avons vu que trop souvent des malades se réveiller ainsi et porter le jugement le plus sain sur le cauchemar odieux dont ils se croyaient sauvés, pour retomber trois ou quatre jours après, et de plus belle, dans l'ornière de leur délire. Heureusement qu'ici le mieux persista. Son visage, jaunâtre et tiré, reprit meilleure mine, et s'épanouit ; le masque de la maladie tomba tout à fait. Il échapppa aux étreintes fatales des préoccupations égoïstes qui entretiennent la folie et sont, pour ainsi dire, le fond où elle puise tout son empire. C'est là ce qui rend parfois les fous si féroces : vis-à-vis de leurs parents, de leurs amis, de tous ceux qui les approchent, ils se croient toujours dans le cas de légitime défense. A... ne cessa pas de parler de sa femme, de ses enfants, de se montrer affectueux et reconnaissant pour les médecins comme le témoigne cet autre extrait d'une de ses lettres :

« ..... Quelle aimable jeunesse que la jeunesse française quand elle n'abuse pas des dons que Dieu lui a donnés et quand surtout elle applique la chaleur de son âme aux choses de l'intelligence et de l'esprit! Deux jeunes gens.......... viennent aussi à mon secours. Leur complaisance, leur amitié, je puis dire, ne cesse de m'entourer de prévenances et de bons services. Je prend le repas du soir avec eux, et je passe la soirée en conversation dans les champs, aux bords de la rivière, dans des conversations littéraires et philosophiques qui me rappellent nos bonnes discussions avec X... »

C'est dans une de ces conversations qu'un des internes, notre collègue et ami Bonenfant, lui dit un jour : « Dites-nous donc pourquoi, lorsque vous étiez malade, vous vous intéressiez tant à Dumolard ? Expliquez-nous le sens de cette réponse que vous avez faite si solennelle : — Je cherche mon dernier helminthe ! — Enfin racontez-nous, si vous le savez, ce qui se passait alors dans votre esprit ? » Voici ce qu'il répondit : « Au début de ma maladie, on m'avait donné un chapeau dont la forme particulière m'avait frappé. Tout alors me portait ombrage. Je me figurai que ce chapeau était un insigne de prostitution ; c'est pourquoi je le foulai aux pieds, et, quand ma mère insista et voulut elle-même me le placer sur la tête, j'en fus tellement indigné que je l'aurais tuée. On me conduisit chez un ami qui m'offrit sa meilleur chambre ; je me persuadai que cette chambre était la *chapelle ardente* où j'allais être forcé de me livrer aux passants aussi corrompus que ceux de Sodome.

Le soir, du premier étage où je me trouvais à table avec la famille de mon ami, qui n'était pas rentré, je l'entendis qui arrêtait les gens et parlait de moi sur le trottoir. Pour échapper à cette honte, je me précipitai hors de l'appartement, et, dans ma fuite, j'entrai dans un cabinet où était en train de se coucher la bonne de la maison. A sa vue, stupéfait, je me demandai ce que je venais faire chez cette bonne ; la bonne éveilla dans mon esprit l'idée de Dumolard, et, sans transition, la conviction que j'étais moi-même Dumolard ; étant Dumolard, je devais violer et assassiner la bonne. On m'arrêta, on me conduisit ici. Je vis au cabinet du médecin, non pas le portrait de l'Empereur, mais l'Empereur lui-même, qui m'interpella pour me reprocher mes crimes et m'annoncer un châtiment terrible. Arrivé dans ma division, je me crus en prison au milieu de malfaiteurs de toute espèce. Quand on m'administra un lavement, je crus que ce lavement était empoisonné, que c'était là le supplice, l'expiation de mes forfaits, si grands que ma tête eût sali la guillotine dont le couperet était trop noble pour moi. Bientôt je sentis l'effet du poison; je vis mon corps entier se couvrir de vers; j'en étais rongé; mes chairs tombaient en pourriture. Quand je vous dis : je cherche mon dernier helminthe ! je cherchais à prendre vivant un des vers qui me dévoraient. Mais tous s'écrasaient sous mes doigts. Me sentant mourir, je voulais arriver devant l'Éternel avec un de ces vers instruments de mon supplice, afin de pouvoir lui dire : « il est vrai que je n'ai été qu'un affreux scélérat, mais mon châtiment a été terrible ; vois ce ver hideux et infect, c'est lui qui a achevé de me ronger. Que mon supplice excite ta compassion et ton indulgence! » Quand le soir on m'apporta une potion, je la bus avec empressement, parce que je crus que ce breuvage devait activer ma fin. La potion me fit dormir ; je m'éveillai tout étonné de n'être point mort, et d'être débarrassé de mes vers : On veut sans doute, pensai-je, prolonger mon supplice. C'est alors que je songeai à mes enfants, que je les vis errants et misérables, repoussés de tous à cause du nom de leur père, et la pensée me vint de les recommander à l'Empereur avant de mourir. Pour mieux le toucher, je voulus lui parler de l'Orphelinat du Prince Impérial ; je le fis du mieux que je pus, espérant qu'on placerait peut-être mes enfants dans cet asile. Cela fait, j'attendis la mort avec plus de calme. On me mit des sangsues ; mes idées perdirent de leur trouble, je commençais à voir ce qui se passait autour de moi; je reconnus, aux extravagances des hommes qui m'entouraient, que ce n'étaient point des forçats, mais des aliénés. Ce fut comme une lueur qui commença à m'éclairer sur ma situation.

— Avez-vous conservé votre lettre à l'Empereur et pouvez-vous nous la montrer, lui dirent les internes.

— Ce n'est point une lettre, répondit-il, c'est une poésie; je vais vous en donner lecture :

I

Malheur à l'enfant de la rue !
Il boit plus de pleurs que de lait !
Le froid mord son épaule nue,
Et toute grâce est disparue
De son front au pâle reflet !
Il grandit sans jamais connaître
Le frais sourire du bonheur ;
Sans entendre la voix du prêtre ;
A sa droite sans voir paraître
Le guide qu'on nomme l'Honneur !

Il grandit.... comme un ver dans l'ombre !
Et, serpent au soleil d'été,
Il se glisse et se mêle au nombre
Des hydres dont la haine sombre
Envenime chaque cité.

Ignoble héros de guinguette,
Faux mendiant des carrefours,
Escroc portant un masque honnête,
Hideux détrousseur qui vous guette,
C'est lui partout ! c'est lui toujours !

C'est au bagne, infâme victime,
Quand ce n'est point sous le couteau,
Que roulant d'abîme en abîme
Va s'engloutir l'enfant du crime
Qui n'eut pas d'ange à son berceau !

Sentoux.   7

II

Paix ! bénédiction à l'enfant de la rue !
Il ne grandira point pâle, déshérité !
Une mère à ses cris du ciel est accourue !
Et sur son front maudit la grâce est reparue
    Au lait pur de la Charité.

La Misère et le Vice, implacables génies,
Autour de son chevet ne se pencheront plus
Pour infecter son cœur comme ses chairs ternies !
Il s'endort maintenant entre des mains bénies
    Et sous le souffle des Vertus !

Le Dévouement le berce et la Foi le caresse !
Et quand dans son esprit l'âge glisse le jour
Son cœur ainsi formé s'entr'ouvre avec ivresse
Et, riche en dons reçus, il paye avec largesse
    La dette immense de l'Amour !

Aussi plus de jeunesse oisive et vagabonde !
C'est vers un atelier qu'il prendra son essor ;
Et celui qui rampait comme un reptile immonde
Ira porter son miel à la ruche du monde
    Utile abeille, aux ailes d'or !

III

Quel sage bienfaiteur, quel Lycurgue intrépide
Réchauffant dans son sein la vile chrysalide
Ouvre le ciel à qui vivait dans le limon,
Et réalise ainsi la sublime chimère
D'inspirer de l'amour à qui n'a pas de mère,
Le culte de l'honneur à qui n'a pas de nom ?

Oh ! non, ce n'est aucun de ces songeurs superbes
Qui, se mettant au front les rayonnantes gerbes,
En Moïse nouvoaux prétendent s'ériger ;
Le dévouement jamais n'embrasa leur poitrine,
Leur orgueil si fécond en menteuse doctrine
Sait irriter le pauvre et non le soulager.

Celui qui le fonda cet asile qui s'ouvre
C'est celui qui d'un mot a couronné le Louvre
Ce rêve des Valois et de Louis le Grand!
C'est celui qui deux fois père de la patrie
A de son bras puissant chassé la barbarie
Et d'un peuple abaissé fait un peuple géant!

Car il faut que ton nom, Napoléon, se pose
Du palais à la crèche au bout de toute chose,
Et que, dans ton manteau d'abeilles parsemé
Qui porte dans ses plis les destins de l'Europe,
Comme ton propre fils l'orphelin s'enveloppe
Sans plus craindre le froid, sans plus être affamé.

Mais non, tu n'es pas seul dans cette œuvre modeste,
Un ange, de grandeur et de bonté céleste,
En inspira la gloire à ton cœur de lion,
Et c'est avec l'accord de vos âmes pareilles
Que vous effacerez les antiques merveilles,
Car un simple Hôtel-Dieu vaut mieux qu'un Parthénon!

Et vous voilà dans cet asile,
Vagabonds sauvés par César;
Un cœur droit, une âme virile
Seront désormais votre part;
Vous pourrez fièrement répondre
A ceux qui croiraient vous confondre
En vous demandant *votre nom :*
Cessez toute ironie amère,
Car la France fut notre mère,
Notre père Napoléon!

A... guérit. Rentré dans sa famille, il se souvint des internes, ce qui est assez rare, et il leur offrit ses poésies. Nous les avons lues; il n'en est pas une qui soit à la hauteur de la pièce qu'il a composée en plein délire, alors qu'il croyait être Dumolard!

II. *Manie chronique.* — B..., ingénieur civil, est con-

duit à Charenton en vertu d'un arrêté du préfet de police, sans renseignements (mai 1865).

Il est calme ; il s'installe dans la division où on le conduit, avec ce laisser-aller, ce sans-gêne auxquels on
reconnaît à première vue les malades chroniques qui
ont l'habitude des asiles. Ils y arrivent tranquillement,
y restent de même : ils sont chez eux.

B... nous donne lui-même quelques renseignements
sur son propre compte. — Il est ancien élève de l'École
centrale ; il assure qu'il vivait à Paris fort.paisible, seul,
ne s'occupant jamais de politique, tout entier à ses
affaires, lorsqu'un beau jour des agents de police sont
venus chez lui, l'ont conduit à la Préfecture, et de là
dans une maison de santé. Il ne sait pourquoi ; du reste
cela lui est indifférent. Il en est à son troisième séjour
dans un établissement d'aliénés ; on verra bien que c'est
par erreur. — Impossible de tirer autre chose de lui.

L'absence de manifestations délirantes le fait placer
et maintenir à la première division dont il obtient bien·
tôt, grâce à sa bonne tenue, tous les priviléges : il mange
à la table de l'administration, assiste aux séances ·de
musique, fréquente le salon, et danse à toutes les soirées
avec beaucoup d'entrain. En somme, il est, dit-il, très-
heureux.

C'est d'un mauvais présage. On ne peut guère expliquer que par un affaiblissement relatif de l'intelligence
cette insouciance d'un jeune homme de 32 ans qui, en
l'absence de tout délire, se complaît dans un milieu
où il n'a que faire dès qu'il ne se sent plus malade, ou
du moins il perd son temps qu'il pourrait mieux employer avec son instruction et son diplôme d'ingénieur.
Nous ne tardons pas, en effet, à avoir des preuves de sa

faiblesse intellectuelle ; elle est visible dans les différentes lettres qu'il écrit ; elles sont pleines de lacunes,
d'incohérence, d'observations plus que bizarres ; le
trouble des facultés y est bien plus apparent que dans
son langage, toujours à peu près raisonnable. Il est
d'ailleurs susceptible encore d'appliquer son intelligence
à des occupations relativement compliquées, difficiles,
qui exigent une certaine contention d'esprit. Ainsi, il
joue aux échecs et il est à ce jeu d'une certaine force.

Après un mois de séjour à Charenton, pendant lequel
son état de calme ne s'est pas démenti, il se plaint un
matin de douleurs névralgiques, de maux de tête, d'un
accroissement de surdité. Il est en effet un peu sourd de
l'oreille gauche, et cette infirmité donne un air timide
et hébété à sa physionomie qui, d'ailleurs, ne manque
pas de finesse. Il paraît inquiet, il écrit une douzaine
de lettres aussi étranges que laconiques, à l'Impératrice, à l'Empereur, à Desbarolles, à son frère, à sa
nièce, etc. En voici quelques spécimens :

« *A Mlle X...* : Ma chère X..., pardonne-moi. J'ai été dur. » —
« *A M. Desbarolles* : Venez donc examiner ma main pendant qu'elle
est encore toute couverte d'ampoules et de durillons produits par la
pioche et la pelle. » — « *Mon cher frère,* si tu protégeais de ta personne et de ton corps la colonne Vendôme ? » — « *Ma chère sœur,* si
tu protégeais de ta personne et de ton corps la colonne de la Bas-
tille ? Prends avec toi un cerceau, ne fut-ce qu'un cerceau de crino-
line, et regarde la forme de la balustrade. Va, ma bonne sœur,
va. » — « *Ma chère nièce,* tu mettras d'accord ton oncle et ta
tante, » etc...

Il est rouge, congestionné ; cet air d'hésitation timide
que nous avons attribué à sa surdité a tout à fait disparu, quoiqu'il soit maintenant plus sourd que jamais.
Il a une assurance qui ressemble presque à la menace

quand il regarde en face ; son œil est vif, brillant ; il a l'air d'un homme en colère qui se contient encore ; il marche droit devant lui sans s'inquiéter des personnes qui se trouvent sur son passage, bouscule ainsi quelques-uns de ses camarades et se prend de querelle avec eux. Puis il se plaint de maux de dents. Cette agitation dure à peu près huit jours, s'apaise graduellement et disparaît. Il reprend alors ses allures calmes, pacifiques et nonchalantes.

Pendant qu'il était en proie à ce léger accès, les pensionnaires de sa division étaient en grand émoi. Ils travaillaient à la fondation d'un journal, *le Glaneur de Madopolis*, et faisaient appel à toutes les plumes. Dès qu'il eut repris assez possession de lui-même pour voir ce qui se passait autour de lui, il alla se mêler aux rédacteurs et voulut collaborer. Voici le début de l'article qu'il composa à cet effet :

« Qu'est-ce ?

« Le journal de la maison de santé de Charenton est destiné à recevoir le pus de nos blessures ?...

« Pusons donc !

« Quand l'homme voulut habiter le bleu, au moins après sa mort, il inventa des ficelles pour relier le ciel à la terre. Il y a quelque chose d'analogue dans les mœurs de l'autruche.

« Ainsi font, font, font
Les petites marionnettes,
Ainsi font, font, font
Trois petits tours et puis s'en vont.

« Si au lieu de m'appeler censure je m'appelais tombola (on donnera des dessins, des broderies, des fadaises, quoi !) Tombe, ô la Censure ! Or donc, Messieurs et Mesdames, nous vous dirons que, pour l'usage des fous sensés, quelques sensés fous ont pensé à la création d'une censure. Si vous voulez faire du civet, prenez un lièvre ? Allons donc ! prenez la peau d'un lièvre; coupez-lui le poil qui aurait trop de couleur animale ou locale, faites digérer par un copiste qui supprimera les fautes d'orthographe, et vous aurez un *Parfait Journal.* . . . . Et voilà pourquoi j'apporte le ci-dessus et le ci-dessous à vos ciseaux. Ah ! mais, à propos, les ciseaux de qui ? Comment vous appelez-vous, Monsieur, qui avez des ciseaux ? Moi, je m'appelle Mic-Mac. »

Le rédacteur en chef trouvant sa prose par trop incohérente, refusa de l'insérer, il apporta alors des vers; en voici un couplet :

> J'aime le feu de la Fougère
> Ne durant pas, mais pétillant;
> La fumée est âcre de goût,
> Mais des cendres de : là Fou j'erre
> On peut tirer en s'amusant
> Deux sous d'un sel qui lave tout,
> De soude, un sel qui lave tout !
>
> Mic-Mac.

Il essuya un nouveau refus. C'est alors qu'il adressa ce billet à la rédaction.

« Apprenez donc à épeler votre Mic-Mac ! ! Je vous offre une collaboration que je vous paierai à coups de pied au derrière, si cela me fait plaisir. »

De nouveau son visage avait pris une animation inaccoutumée; sa parole brève, son attitude décidée, ses mouvements rapides et brusques annonçaient qu'un nouvel accès était imminent. Le calme n'avait duré qu'une semaine. Pendant deux jours de suite, en voyant arriver les médecins, il se banda les yeux avec un mouchoir et prit rang pour la visite. Il parlait beaucoup, avec assurance et autorité; il était persuadé que la France courait de grands dangers, que seul il les connaissait, que seul il était capable de les conjurer.

Dans l'espoir que cet accès serait de courte durée, et ne dépasserait pas en intensité le précédent, on le laissa à la première division. Il était donc dans cet état lorsque, entrant dans la salle où plusieurs malades copiaient *le Glaneur*, il aperçut une feuille sur laquelle étaient inscrits les mots *terne, giberne, mors, corps* pour bout-rimé. Il s'en empara et improvisa le quatrain suivant :

> Madopolis d'un œil lent, terne,
> Regardait dans la giberne
> De celui qui tient le mors :
> Le Glaneur prenait un corps.

Le rédacteur en chef qui, lui-même, comme nous le verrons plus loin, était dans un grand état de surexcitation intellectuelle, écrivit sur-le-champ au-dessous de ces vers :

> L'écrivain qui, d'un style terne,
> A propos du Glaneur vient nous parler de mors
> Prend-il pour un cheval le journal qui prend corps?
> Il met la politesse au fond de la giberne.

B... applaudit. La paix fut faite. On lui demanda de la copie, et, à cet effet, on lui tendit une feuille de papier blanc. Sans hésitation, sans ratures, il écrivit aussitôt :

> « Quand dans des vers mon cœur s'épanche
> A côté de la noire ligne
> Que traça mon encre maligne
> J'aime à laisser la page blanche. »

On insista pour avoir sa collaboration; il promit une nouvelle.

La voici telle qu'il l'apporta le lendemain.

UNE AVENTURE DE VOYAGE.

« J'habitais, à Aix-la-Chapelle, un petit logement situé dans les faubourgs de la ville : mes fenêtres donnaient sur une petite place. A droite les remparts, à gauche une petite éminence sur laquelle était construite l'église de Saint-Adalbert; l'éminence faisait corps avec le rempart. En face de mes fenêtres, au fond de la place, les grilles en fer de la ville, dont j'avais tant de fois escaladé les fers de lance pendant la nuit, pour rentrer chez moi par le chemin le plus court.

Mon petit appartement était au second étage; on y arrivait par un escalier un peu sombre, même en plein jour ; il était composé d'un salon, d'une chambre à coucher, et d'un cabinet noir pour mettre les habits.

Le mobilier du salon, venu de Paris, donnait à ce salon, malgré sa simplicité, un cachet que n'ont pas d'ordinaire les pièces meublées à l'allemande : un grand bureau en acajou, un canapé, deux fauteuils, deux chaises en velours vert, une table ronde chargée de livres et de papiers au milieu, un poêle dans le coin ; sur le bureau des flambeaux en bronze doré, de chez Barbedienne, une pendule en marbre vert des Pyrénées, surmontée d'une bonne statuette en bronze, de la Diane de Gabier.

La chambre à coucher était simplement meublée en cerisier poli et ciré : lit, commode, buffet, toilette, grande armoire comme on en trouve chez les paysans de nos campagnes françaises.

J'allais souvent en Belgique où m'appelaient mes affaires.

Un soir d'été, après avoir passé toute ma journée à courir à pied dans les rues de Liége ; j'avais pris l'express, qui, vers trois heures du matin, devait me ramener à Aix-la-Chapelle.

A Pepinster, station d'embranchement de la ligne de Spa, on s'arrête quelques minutes. La locomotive avait déjà sifflé pour en repartir, lorsqu'une jeune dame monta à la hâte dans le compartiment où je me trouvais avec deux autres voyageurs.

Mes deux compagnons de route occupant déjà les deux moitiés des banquettes du compartiment, la jeune dame s'assit en face de moi.

Sa tournure était élégante, sa taille bien dessinée dans un manteau de drap, à grandes manches pagodes, bordé de passementeries à perles de jais. Sa robe de soie était à bandes brunes et noires, son chapeau élégant et simple. Elle pouvait avoir 22 à 23 ans, brune, à physionomie ouverte et agréable. A son sac de voyage en tapisserie, au fermoir du sac, à quelques autres petits détails j'avais reconnu une Allemande.

— « Vous avez bien manqué ne pas partir, lui dis-je en allemand.

— « C'est vrai, Monsieur, me répondit-elle moitié souriante, moitié inquiète, mais j'avais presque envie de rester. » J'eus sans doute l'air étonné , car ma belle interlocutrice ajouta : « Je voyageais avec mon frère, et je ne sais plus ce qu'il est devenu. »

Ma curiosité était éveillée : je pouvais peut-être rendre service; au risque de paraître indiscret, je hasardai quelques questions. La langue que nous parlions du reste n'étant pas comprise de nos deux compagnons, je me trouvais plus à mon aise.

Voici ce que j'appris : . . . . A Liége, son frère, la quittant un instant, était descendu de wagon pendant les cinq minutes d'arrêt du convoi, et le convoi s'était mis en marche sans qu'elle l'eût vu revenir. A Pepinster, pensant que son frère était sans doute monté dans les derniers wagons du convoi, elle était descendue et l'avait cherché sans le trouver; elle n'avait pas eu le temps de regarder dans tous les wagons , et elle espérait encore le rejoindre au buffet de Verviers, où tous les voyageurs s'arrêtent au moins un quart d'heure pour passer du chemin de fer belge sur le chemin de fer rhénan.

Une chose cependant ajoutait à son anxiété; le convoi dans lequel nous étions n'allait que jusqu'à Aix-la-Chapelle , où nous devions arriver vers trois heures du matin; elle devait s'y arrêter avec son frère, puis continuer le lendemain sa route jusqu'à Cologne.

Je concevais en effet son inquiétude : arriver seule dans une ville où on ne connaît personne , et être obligée de s'y arrêter sans protecteur depuis trois heures du matin jusqu'à huit heures; avoir des bagages , être femme jeune et jolie, s'aventurer seule, pour aller réveiller les domestiques des hôtels, voire même pour demander son chemin. Je m'avouai sans fatuité que cette demoiselle pouvait tomber sur des cavaliers moins respectueux, moins aimables et moins délicats que moi.

Je hasardai donc mes offres de service , et il fut convenu que si elle ne retrouvait pas son frère à Verviers, nous monterions dans le même compartiment sur le chemin de fer rhénan , et qu'arrivés à Aix-la-Chapelle je la conduirais et l'installerais dans un hôtel.

A Verviers, personne. Fatigués, tous les deux, bien installés dans un bon compartiment de premières , nous dormons tant bien que mal jusqu'à Aix-la-Chapelle. Là, je prends soin des bagages, je m'empare du sac en tapisserie, et j'offre mon bras.

Il commençait à faire jour quand nous sortîmes de la gare.

« Vous n'aurez guère le temps de dormir. » dis-je à ma compagne.

— « Oh! je ne veux pas me coucher, répondit-elle; j'aurais peur de manquer le convoi , et je veux absolument arriver à Cologne le plus tôt possible. Mon frère a sans doute déjà télégraphié qu'il était resté en route, et qu'il fallait venir me chercher à la gare. Si je n'arrivais pas, ma famille serait inquiète. »

— « Je pourrai dire aux domestiques de vous réveiller, et je vous engage à dormir un peu ; la fatigue......

— « Oh ! Monsieur, s'écria-t-elle avec un léger tremblement convulsif, comme s'il lui arrivait déjà une aventure désagréable, je ne veux pas me coucher à l'hôtel : j'aurais peur.

— « Auriez-vous peur de moi ? lui demandai-je en souriant.

— « Vous avez été tellement aimable et complaisant pour moi, que..., et elle me regarda..... « Non, Monsieur,» ajouta-t-elle.

— « Eh ! bien , Mademoiselle, voici ma proposition : nous n'allons pas aller à l'hôtel ; nous allons tourner par ici pour aller chez moi ; j'ai un petit appartement de deux pièces ; je vous mettrai toutes les clefs dans les mains ; vous prendrez une pièce et moi l'autre, et jusqu'à huit heures du matin je serai le domestique de votre hôtel : c'est moi qui vous réveillerai. »

Les regards échangés, respectueux et bienveillants d'une part, reconnaissants de l'autre, avaient conclu l'affaire.

Je remarquai bien un peu d'hésitation quand j'agitai la sonnette du portail ; je sentis bien sa main trembler dans la mienne quand je la guidai dans les ténèbres de mon escalier ; mais enfin nous voilà chez moi.

Pendant que je fermais ma porte, son regard se promenait tout autour de ma chambre ; il devint fixe, puis comme attéré ; un sentiment d'angoisse se peignait sur sa physionomie et la clouait sur la porte, les yeux fixés sur la terre.

Oh ! qu'elle était belle ainsi !

Je lui pris les mains et, en échangeant un sourire, nous nous assîmes sur le canapé ; dès lors, je sentis ma victoire sur elle : elle était calme.

« Mademoiselle, lui dis-je un peu brusquement, je vous engage à quitter votre manteau et votre chapeau ; moi je suis tellement couvert de poussière que je vous demanderai la permission de changer de vêtement.» Et jetant sur un meuble mon chapeau et mon paletot, j'endossai un petit saute en-barque de tricot de laine noire, bordé de rubans verts.

Elle ôta ses gants, son manteau et son chapeau.

« Mademoiselle, repris-je, vous devez éprouver le même besoin que moi : quand j'arrive de voyage, j'aime l'eau. »

J'atteignis mon plus beau linge, et, tout frais débarbouillés tous les deux, nous échangeâmes en souriant un timide baiser.

La belle inconnue avait dénoué ses cheveux pour réparer le désordre du voyage ; ils tombaient jusqu'à terre, et c'était à mon tour de me défendre contre moi-même.

« Que vous êtes belle ! » m'étais-je écrié en demandant un second baiser qui me fut refusé d'un ton qui n'admettait pas la récidive.

J'étais honteux et confus.

Je rentrai seul dans mon salon.

Quand elle vint m'y joindre, je lui exprimai mes regrets de n'avoir point dans mon ménage de garçon, des rafraîchissements ou des provisions à lui offrir.

« Asseyons-nous, et donnez-moi mon sac de voyage, » me répondit-elle. — J'obéis. Elle tira de son sac une douzaine de gâteaux secs et un volumineux flacon de cristal, plein d'excellent vin de Madère, précaution du frère au départ.

Désormais la conversation ne pouvait plus languir, et, bien que frugal, notre souper fut délicieux. Nous échangeâmes nos noms, nos cartes de visite pour en bien connaître l'orthographe ; elle m'accabla de questions sur mes occupations, mes goûts, l'emploi de mon temps, etc.

De mon côté, voici ce que j'appris : Elle était orpheline.....

Tout en causant, mangeant et buvant, nous avions atteint presque cinq heures du matin. Mademoiselle X.... tombait de fatigue et la conversation commençait à languir.

« Mademoiselle, lui dis-je, je vous engage à dormir un peu ; vous avez encore deux heures et demie, si vous voulez vous étendre sur mon lit ; moi je vais prendre le canapé que vous occupez en ce moment. »

— « Laissez-moi le canapé, » me dit-elle.

— « Vous serez beaucoup mieux sur le lit. »

— « Je ne veux pas vous déranger ; fermez votre porte et couchez-vous. »

— « C'est ce que je ne ferai point, car vous seriez mal ici. Allons, pas de cérémonies, mademoiselle ! » et l'enlevant dans mes bras comme un enfant, je la posai sur mon lit.

Et nous nous mîmes à rire.

« Allons, monsieur, me dit-elle, j'ai eu confiance en vous, je vais vous faire de la place, mais, soyez sage. » Et, serrant ses crinolines contre la muraille, elle me fit une petite place vers le bord.

Son regard affectueux commandait le respect.

Je pris place, assez embarrassé, et pourtant nos lèvres se rencontrèrent, un baiser passionné nous troubla tous les deux .. « Bonsoir, reprit-elle, nous sommes en wagon, et vous êtes mon frère. »

Quand elle se réveilla, « Merci, monsieur, merci, » me dit-elle, en me prenant la tête dans ses mains et en m'embrassant sur les deux joues ; et elle sauta à terre.

J'étais ..., j'étais...., je ne sais pas, mais mon trouble augmentait toujours ; je ne disais plus rien, je restais en place, comme hébété Je la suivis du salon dans la chambre à coucher, et de la chambre à coucher dans le salon. A mesure que mon trouble augmentait, son geste devenait plus saccadé, son pas plus fiévreux : une crise était imminente.

Elle s'arrêta brusquement, en face de moi. Son regard résumait toutes les émotions qu'elle avait éprouvées depuis la veille ; tout à coup, fondant en larmes, elle me jeta les bras autour du corps, et me couvrit de baisers auxquels je ne savais comment répondre.

Enfin le calme revint, et, me tenant toujours embrassé, elle appuya sa tête sur ma poitrine. « Monsieur, me dit-elle toute confuse, je voudrais bien vous épouser ! »

Un sanglot s'échappa de ma poitrine et ce fut à mon tour de rendre baisers pour baisers. Nous pleurions et nous nous embrassions.

« Quelle heure est-il ? » dit-elle tout à coup en passant la main sur son front, comme sortant d'un rêve.

— « Vous avez encore vingt-cinq minutes, répondis-je : il en faut cinq à la gare pour les bagages, quinze pour y aller ; il nous reste cinq minutes à passer ici. »

— « Monsieur, me dit-elle, écrivez mon adresse. Je m'arrête trois jours à Cologne ; venez dans cinq à............. Je vous présenterai à mon tuteur, et je me charge du reste. »

Notre retour à la gare fut embarrassé. A quoi cela tenait-il ? C'est ce que je ne saurais dire.

Au moment de monter en wagon, nous échangeâmes un dernier et amical baiser :

— Je vous aime !

— Je vous aime !

murmurâmes-nous ensemble à l'oreille l'un de l'autre.

Et le convoi partit ! »

Malgré la longueur de cette pièce, nous n'avons pas cru devoir la tronquer pensant qu'elle tire son plus grand intérêt scientifique de sa longueur même, qui prouve à quel point l'agitation maniaque, en surexcitant les facultés intellectuelles, peut quelquefois donner de la suite et de la netteté aux idées chez les malades les plus incohérents, les plus incapables de fixer d'habitude leur attention pendant un temps suffisant pour développer un sujet donné. Elle vient encore à l'appui de ces réflexions de Parchappe : « L'exaltation de la puissance de reproduire par la mémoire et par l'imagination des états antérieurs de l'âme, et l'activité surabondante de l'exercice de cette faculté se manifestent avec évidence dans la prodigieuse multiplicité d'idées qui se produisent et se succèdent avec une étonnante rapidité chez les fous atteints du délire maniaque, multiplicité d'idées qui s'exprime au dehors par l'intarissable loquacité et les incessants monologues de ces malades. L'énergie de leur puissance imaginative se révèle souvent d'une manière encore plus curieuse, pàr ce que supposent de fécondité et. d'habileté, dans l'invention des circonstances et l'association des idées, ces romans de leur existence qu'ils composent pendant leur délire, et qui sont quelquefois l'histoire, quelquefois le sujet de leurs aberrations. Il n'est pas rare qu'alors ils atteignent, ou par l'invention ou même par l'expression, des effets qui sembleraient ne pouvoir être attribués qu'au talent. »

L'excitation ne resta pas longtemps dans ces limites, elle dégénéra bientôt en violence, et l'on dut envoyer B… dans une autre division. Il se calma encore, mais à la suite de cet accès il garda pendant quelque temps des idées de grandeur, et sa faiblesse intellectuelle parut augmenter. Le reste de l'année se signala par des alternatives de calme et de violence ; nous remarquâmes qu'après ces paroxysmes, toujours déterminés par un état congestif, il se plaignit constamment de sa surdité, de ses maux de dents, et qu'il montra un caractère de plus en plus faible, de plus en plus pusillanime, au point de se trouver mal un jour qu'on lui arracha une molaire.

En octobre, dans un de ces accès toujours marqués par le besoin d'écrire, de se produire, de faire montre de sa valeur, il pria M. Mignon, notre collègue, de lui accorder un quart d'heure après son déjeûner. « Je me rendis à ses désirs, dit M. Mignon, dans son observation sur ce malade, il m'emmena à la bibliothèque, prit plusieurs feuilles de papier, une plume, de l'encre, s'assit, me pria de m'asseoir près de lui et d'écrire sous sa dictée, ce que je fis sans rien dire. Alors, il me dicta six pages de pensées extravagantes, les aventures de Polichinelle, un rêve sous le titre *Rêve Oméga,* etc., d'une incohérence sans égale ; enfin, il me pria de le

faire sortir de Charenton, parce qu'il voulait entré-
prendre la création d'une nouvelle banque de son invention. Après quoi il me dit qu'il avait fini, et me
quitta en me remerciant avec effusion. »

A partir de cette époque, son agitation ne fit que
s'accroître, il était constamment en mouvement, diva-
gant sur toutes choses, et particulièrement sur les poils
de sa moustache « qui, disait-il, soutiennent le monde, »
et sur son cache-nez « qui sauve l'empereur. »

1866. Ses idées de grandeur s'accentuent davantage,
et parfois sa prononciation s'embarrasse. Des accidents
congestifs de plus en plus fréquents amènent un état
d'excitation maniaque, pendant lequel il est violent et
dangereux ; il y a lieu de craindre qu'il ne se paralyse.

Dans l'intervalle de ses paroxymes de violence, il est
assez docile.

1867. Dans une visite à laquelle nous assistons, nous
retrouvons M. B... fort agité, il n'écrit plus ; il nous est
impossible de suivre sa conversation. Il est à la division
des agités, où on a dû le mettre parce qu'il battait les autres pensionnaires, et s'appliquait surtout à les frapper
de préférence en plein visage, voulant, assurait-il,
leur procurer des jouissances.

III. *Folie circulaire ou à double forme. Période d'excitation.* — Qui n'a connu Mlle C., qui ne s'est entretenu
de ses prouesses à Charenton ? Elle ne paraissait jamais
au salon, à la chapelle, aux réunions musicales, et
cependant il n'est pas un employé, pas même un malade,
qui n'en eût entendu parler, qui ne s'intéressât à elle.
Elle méritait bien cette popularité. Une nuit, sans fil ni
aiguille, avec un simple morceau de verre elle découpe

et façonne en robe de capucin avec sa cagoule une de ses couvertures ; elle s'en enveloppe, cache sa tête sous la cagoule, va droit à sa bonne endormie, et lui prend sous son traversin les clefs de sa division, à l'aide desquelles elle pénètre dans les couloirs, où de sa voix éclatante elle entonne un chant religieux. Les bonnes, les sœurs arrivent en toute hâte, et aperçoivent surprises et presque effrayées le spectre d'un capucin, qui, après les avoir tenues un instant en respect, finit par se faire reconnaître, et enchanté du succès de sa plaisanterie leur éclate de rire au nez.

Un jour, sous un prétexte quelconque, elle attire dans sa loge la sœur de sa division, sort brusquement, l'enferme, et se plantant sur sa porte se met à chanter à pleine voix, de cette voix qui résonnait dans toute la maison ; si bien que les infirmières n'entendent pas les cris de la sœur qui les appelle, et qui reste ainsi plus d'une heure prisonnière.

Son esprit inventif était aussi plein de ressources, qu'il était fécond en stratagèmes. On se passait ses lettres écrites sans plume ni encre : elle savait bien s'en passer quand les médecins, voyant que ses compositions attisaient en quelque sorte le feu de son délire, lui faisaient retirer plumes, encre et papier. Avec les arètes de poisson du vendredi, elle fabriquait des plumes ; puis, faisant l'enrhumée, avec l'extrait de réglisse qu'on lui donnait, elle fabriquait de l'encre : pour ce qui est du papier, rien de plus facile à trouver ; elle utilisait les enveloppes de son chocolat.

On se montrait ses ouvrages au crochet, faits avec une épingle dont elle avait contourné le bout. On admirait ses broderies, aux dessins élégants, qu'elle avait composés elle-même. Toujours aux aguets, elle avait l'art d'écouter ou de faire parler les bonnes ; elle savait avant tout le monde toutes les nouvelles, même celles du dehors, qu'elle nous racontait avec emphase à la visite.

Pendant sa période de dépression, on la conduisait dans la division des dames calmes ou convalescentes ; mais elle refusait de prendre part à leurs distractions. En proie à une profonde tristesse ; l'œil baissé, morne, humide de larmes contenues ; le regard éteint, navré, empreint de je ne sais quelle inénarrable douleur ; se renfermant dans un mutisme absolu, refusant parfois avec obstination de prendre sa nourriture au point qu'on était obligé de la nourrir à la sonde ; si repliée en apparence sur elle-même qu'elle semblait étrangère, mieux que cela, comme morte à tout ce qui l'entourait : elle recueillait cependant dans ses moindres détails tout ce qui se disait, tout ce qui se passait autour d'elle, devinait le reste ; puis, un beau jour, secouant enfin sa tristesse et sa torpeur, revenant par degrés à la vie active, se redressant, s'animant peu à peu, elle reprenait dans son attitude et dans ses regards cette assurance qui lui donnait la physionomie d'un lion en arrêt.

Rien de plus émouvant que sa pantomime, de plus saisissant que sa voix qu'on n'avait pas entendu vibrer depuis 3, 4 ou 5 mois, lorsque relevant ses paupières qu'elle avait tenues si longtemps baissées, l'œil grand ouvert, illuminé d'une flamme étrange, elle regardait en face les médecins et s'écriait : « J'en ai assez, qu'on me conduise aux logis ! »

La période d'excitation maniaque commençait. C'est alors qu'elle faisait, selon son expression, « tout trembler autour d'elle. Il faut, hurlait-elle, que les traîtres,

les cafards, les jésuites soient confondus !!! » Et elle en
avait pour quinze jours à débiter avec autant de verve
que de malice et d'esprit tous les petits cancans de la
maison. Elle étonnait surtout par ses saillies les étrangers qui avaient l'occasion de l'entendre ; plus d'un
nous assura qu'il n'avait jamais vu de femme plus spirituelle ; plus d'un refusa tout d'abord d'admettre sa
folie, jusqu'au moment où elle en arrivait à dire : « Je
suis l'épouse de l'Empereur, » ou bien « l'inspectrice
générale de Charenton, » ou « la maîtresse de Lacordaire
qui vient me voir la nuit, » ou encore « quelle est votre
mission près de moi et quel titre dois-je vous donner,
monsieur ? Avouez donc que vous êtes le prince ou le
ministre un tel ! »

Quelquefois l'accès maniaque ne s'arrêtait pas à ce
flux de paroles et d'épigrammes. Mlle C... en venait alors
aux menaces, aux imprécations, à la fureur. Il était
rare cependant que dans ses paroxysmes elle se portât
à des actes de violence ; elle se contentait de faire peur.
Quand elle voyait bien embarrassée la personne sur
laquelle elle s'était avancée menaçante, elle poussait tout
à coup un éclat de rire formidable, et les cheveux au
vent, les yeux hors de la tête, elle s'écriait : « Imbécile !
aurais-tu peur de moi ? »

Elle changeait de personnage, de condition, de sexe
même du jour au lendemain. Tantôt fille de sang royal
et fiancée à un empereur quelconque, tantôt plébéienne
et démocrate, aujourd'hui mariée et enceinte, demain
encore vierge, il lui arrivait aussi de se prendre pour
un homme. Elle se figura un jour qu'elle devait être un
prisonnier politique d'importance ; et dans cette conviction elle composa les vers suivants :

COUR DES LOGES.

Lorsque dans ma cellule où parfois je sommeille
Un doux songe embellit les heures de ma nuit,
Souvent la liberté de mon rêve m'éveille :
« Suis-moi, je te fais libre ! abrité sous mon aile,
On ne pourra ravir à ta mère son fruit ! »
— Mais moi, faisant effort, je repousse son zèle :
« Mon Dieu ! je ne veux pas être libre à tout prix ;
Mon sort est magnifique, il est digne d'envie,
Je veux encor des fers, des fers toute ma vie,
Je veux souffrir, je veux mourir pour mon pays !!!

IV. *Manie aiguë compliquée d'épilepsie.* — D..., jeune soldat, robuste, bien constitué, d'un tempérament sanguin, avait toujours joui d'une bonne santé. Pendant la campagne du Mexique, il fut pris d'attaques d'épilepsie provoquées sans doute par des marches pénibles sous un soleil ardent, et aussi par des excès alcooliques. Ces attaques, qui se reproduisirent trois fois en un an, étaient précédées d'une surexcitation particulière qui persistait cinq ou six jours après la fin des accidents convulsifs. Le 8 janvier 1865, D... fut pris subitement d'une attaque violente accompagnée de délire furieux.

Il arrive à Charenton dans un état de manie aiguë qui persiste une quinzaine de jours. Mouvements continuels, loquacité, insomnie. On est obligé d'avoir recours à la camisole de force pour l'empêcher de se masturber.

Le calme revenu, sa tenue est bonne ; il se montre doux, obséquieux même ; ses idées sont bornées ; il manque d'initiative pour parler et pour agir.

Au mois de mai, une nouvelle attaque est suivie d'un

accès de manie. Autres attaques en juin, août et septembre. A ia suite de cette dernière il reste calme mais paraît presque en démence.

En novembre, par une journée très-froide, il parut à la visite très-congestionné. On lui prescrivit des sangsues à l'anus. Quand nous arrivâmes après la visite pour exécuter la prescription, nous trouvâmes D... dans un état d'exaltation violente ; il venait d'avoir une attaque. Placé au milieu de la cour, la tête haute, l'air imposant, il commandait des évolutions militaires. Nous l'observâmes pendant près d'une heure ; il ne cessa de parler. Quand nous nous rapprochâmes de lui, il s'écria : « Saluez votre général ! » et il débita avec une facilité extrême une magnifique harangue à des troupes imaginaires, qu'il complimenta de leur bravoure et de leur belle tenue. Une nouvelle attaque vint lui couper la parole. Quand il se releva, il était en proie à un accès des plus furieux ; ses traits bouleversés le rendaient méconnaissable. Les attaques se renouvelèrent et se rapprochèrent en se multipliant pendant trois jours ; quand il succomba, le quatrième jour, il venait d'avoir 20 attaques en 24 heures !

Nous trouvâmes à l'autopsie les méninges gorgées d'un sang noir qui ruissela sous le couteau. Le cerveau en était imprégné comme une éponge ; des milliers de gouttelettes apparaissaient à la coupe sur chaque tranche ; le tissu en paraissait sain.

V. *Manie chronique compliquée d'épilepsie.*—E..., 23 ans, à la suite d'abus de boisson , d'eau-de-vie, et sous l'influence de l'hérédité (oncle aliéné, mère névropathique), a été pris, il y a sept ans, d'attaques d'épilepsie qui, se répétant tous les quinze jours, ont déterminé, en même temps que des troubles de l'intelligence, des accès de fureur. En vain on a eu recours à toutes les ressources de l'art; le mal n'a fait qu'empirer, les attaques sont devenues progressivement plus fortes et plus fréquentes, la perturbation intellectuelle a simultanément augmenté. Depuis l'âge de 20 ans surtout, elle a pris tous les caractères de la manie. E... est devenu de plus en plus irascible, dissimulé, violent; un jour il s'est jeté sur son père qu'il a fort maltraité; on ne pouvait plus s'en rendre maître, on a dû le séquester. Quand il est arrivé à Charenton, on a constaté chez ce malade un état de manie chronique compliqué d'épilepsie violente, avec paroxysmes de fureur séparés par des intervalles à demi lucides.

C'est aujourd'hui l'un des aliénés les plus dangereux de Charenton; grand, fort, admirablement pris, il a le dessus dans toutes les luttes qu'il engage avec les autres pensionnaires, qu'il battrait sans pitié comme sans raison si on n'intervenait aussitôt.

Il a de fréquentes attaques; elles sont précédées et suivies d'insomnies, d'emportements et de surexcitation intellectuelle. Cette surexcitation correspond à la congestion cérébrale que laissent après elles les attaques et se signale par la loquacité, l'émission plus facile des idées quand il parle et surtout quand il écrit. Ordinairement d'une intelligence obtuse et d'une mémoire affaiblie, il est capable, sous l'influence de cet état congestif, d'écrire des lettres remarquables par l'énergie de l'expression et la pureté du style. Nous avons été vivement surpris à la lecture de la première qui nous est tombée sous la main. Ces lettres font le malheur de sa famille. Il y proteste avec éloquence de son calme, et de sa raison ; et cependant, au moment même où il es écrit, il lui arrive de s'interrompre pour tomber sur le premier venu qui passe et le frapper avec acharnement ; il se laisse enfin emporter à des actes de la dernière violence. Il est ainsi devenu un sujet de terreur dans la division même des agités où on est forcé de le maintenir. Sa fureur éclate d'une manière subite. Qu'on le mette en liberté, et avant six mois, il aura à rendre compte de quelque forfait devant les tribunaux.

§ II. — Délire partiel.

I. *Lypémanie.* — F..., à la suite de travaux intellectuels excessifs, fut pris d'idées tristes, d'hallucination de l'ouïe. On l'insultait, on le menaçait ; sous l'influence de ces hallucinations, ses idées tristes se renforcèrent et se compliquèrent d'idées de crainte et de défiance. Il s'imagina qu'on en voulait à sa personne, et il se proposa de vendre chèrement sa vie. Il était donc devenu extrêmement dangereux pour les personnes sur lesquelles allaient porter ses soupçons. On ne pouvait plus le surveiller efficacement au dehors ; on se décida à le conduire à Charenton. Il y resta d'avril en décembre (1862), époque à laquelle il put rentrer, guéri, dans sa famille.

L'année suivante, au mois de mai, il fut envahi par les mêmes préoccupations, les mêmes idées de tristesse et de persécution. De nouvelles hallucinations vinrent encore activer et entretenir ses idées fixes. Par suite de nous ne savons quelle appréhension bizarre, il refusait absolument de changer de linge. On le séquestra de nouveau à Charenton. Le jour de son arrivée, étant dans un état d'excitation qui décuplait ses forces, il descella une forte barre de fer qui servait à maintenir la porte de sortie du quartier des hommes et s'en fit une arme à l'aide de laquelle il se proposa de se défaire de la première personne qui se présenterait. Il se mit donc en sentinelle derrière cette porte. Ce fut · M. Compain, le surveillant en chef, qui l'ouvrit le premier ; heureusement, car tout autre eût couru un grand danger. F... se jeta sur lui ; mais le surveillant en chef est un homme d'une taille, d'une vigueur et d'un sangfroid peu communs ; il saisit la barre de fer au moment où elle s'abattait sur sa tête, et il parvint à désarmer le malade.

Cette fois les idées délirantes persistèrent. F... resta sombre, ombrageux, vécut à l'écart ; rien ne put le faire sortir de son isolement, l'arracher à ses préventions; il refusa constamment de répondre aux lettres de sa famille.

Au printemps de 1864, l'état de calme relatif dans lequel il se maintenait malgré la persistance de son délire, fit place à une agitation marquée. Cette agitation dura un mois ou deux, puis se dissipa, et F... rentra dans ses habitudes de travail, car il travaillait sans cesse à la bibliothèque, lisant ou traduisant des auteurs anglais.

Au printemps de 1865, il avait entrepris la traduction de David Copperfield, de Dickens ; il s'en occupait avec une ardeur excessive ; son exaltation toute intellectuelle ne nous étonnait pas, car elle coïncidait avec l'époque où d'habitude il était en proie au summum de ses accès d'excitation. Sur ces entrefaites, un commandant d'artillerie qui venait de la division des agités, étant à la période de déclin de son délire, fut conduit à la première division où F... vivait dans un isolement et une réserve excessive vis-à-vis même des autres pensionnaires, se défiant de tout le monde, s'éloignant sans répondre quand on lui adressait la parole ou ne répondant que d'une façon qu'il cherchait à rendre blessante, c'est-à-dire sur un ton de sarcasme et d'aigreur. Le commandant fit un dessin très-réussi de l'entrée de Charenton. F... le vit et eut l'idée de faire une note explicative. Le 2 juin 1865, il se mit à l'œuvre, et écrivit sur un bout de papier ces quelques phrases.

« *Route de Madopolis :*

« La route de Madopolis n'est point une chaussée avec son empierrement, ses fossés et ses accotements; c'est une route sphérique, grande comme la terre, épaisse comme la hauteur de la plus grande des pyramides d'Égypte.

C'est en naissant qu'on entre sur la route de Madopolis, c'est en mourant qu'on en sort.

Chose bizarre, c'est peut-être en dormant qu'on y chemine le plus vite, et c'est souvent quand on s'en doute le moins qu'on franchit les portes de cette ville célèbre.

Madopolis est habité par des hommes et des dames : c'est une grave erreur que celle qui court le monde, d'après laquelle Madopolis serait habité par des hommes tombés de la lune. C'est bien plus en dehors de Madopolis que dans ses murs qu'on pourrait trouver des lunatiques. La route de Madopolis en fourmille. Pauvres gens ! ils s'en vont, ils viennent vers nous ! Si nous y reportions nos souvenirs, au milieu des lunatiques nous vous y verrions venir, ô Madopolitains, ô Madopolitaines..... »

Au bas de la feuille pleine, il ajoute : « Exorde à continuer. » Et la passant au commandant, « il faudrait, lui dit-il, tout un journal pour compléter ma pensée. — Eh bien ! faisons un journal, répliqua celui-ci, je me charge de l'illustrer. »

F... se passionna pour cette idée. Lui jusque-là si froid, si réservé, si dédaigneux presque avec tout le monde, le voilà prévenant, empressé, cherchant des collaborateurs, allant de l'un à l'autre avec une ardeur passionnée, et donnant à tous l'exemple du travail. Travail fiévreux, acharné, excessif. Sans discontinuer sa traduction de Dickens, il compose en quelques jours quatre ou cinq pièces de vers, autant d'articles en prose, lit tout ce qu'on lui apporte, fait des coupures, organise en un mot le premier numéro du Glaneur. Chacun le complimente, il accueille les compliments comme si on lui adressait des injures ; au premier mot d'éloges il tourne les talons. Au salon, une dame de l'administration lui ayant demandé le plus poliment du monde à lire le Glaneur, il cède à sa première impulsion maladive et il l'envoie promener. Cependant, tout excité qu'il est, il a le sentiment de son tort ; il veut, autant qu'il est en lui, réparer ce mauvais mouvement ; dans ce but il copie lui-même le numéro qu'on lui demandait, d'un bout à l'autre, et il le remet à la dame qu'il craint d'avoir offensée, avec cette dédicace :

A MADAME LA MUSICIENNE.

> Vous avez désiré, madame,
> Lire notre premier Glaneur,
> Et pour nous tout désir de femme
>   Est un honneur :
> Aussi dimanche, à la soirée,
> J'enrageais de vous refuser
> Notre prose trop admirée
>   Pour m'excuser.
>
> Hier donc, j'ai fait l'écriture
> Que je vous offre en ce moment ;

Et je l'ai faite, sans rature,
  En peu de temps.
Puisse ma copie illisible,
Atteindre cependant le but
De celui qui fut irascible
  Dès le début !

—

Car ce but est d'être agréable
A qui sait charmer nos loisirs;
A qui pour chacun est aimable
  En ses plaisirs :
Et si le Glaneur qu'on accuse
D'avoir plus d'esprit qu'il n'en a,
Vous fait rire, ma pauvre Muse,
  Aussi, rira.

Cependant ses idées de défiance et de persécution, ses hallucinations un moment disparues, en apparence du moins, se ravivent plus actives et plus poignantes que jamais. Il continue à écrire malgré les médecins qui l'engagent à modérer son ardeur. Il a d'ailleurs des discussions violentes avec les pensionnaires dont il refuse les articles, repond aux mécontents par des épigrammes, prodigue son esprit sans épuiser sa verve, et écrit avec une étonnante facilité une foule de poésies. Voici quelques extraits de l'une d'elles, en trente couplets !

LA LOCOMOTIVE.

Le soleil est couché. Partout dans la campagne
Les villageois nombreux suspendent leurs travaux;
Le bétail à pas lents descend de la montagne;
La diligence passe au grand trot des chevaux.
Le ciel est pur, l'air est tranquille;
Les oiseaux gazouilleurs sont retournés au bois ;
  Dans le lointain fume la ville,
La nature d'un ton baisse sa grande voix.

Ceux qui durant le jour ont travaillé la terre
Regagnent en causant leurs paisibles foyers,
La parole leur rend la marche plus légère,
Ils arpentent gaiement les rocailleux sentiers.

    A leur débouché sur la route
Une barrière en bois les force à s'arrêter :
    Derrière elle un gardien écoute
Un bruit indéfini qui ne fait qu'augmenter.

    Après deux minutes d'attente
    Nos travailleurs voient s'avancer
Une masse noirâtre, essoufflée, haletante
Qui dans quelques instants devant eux va passer.

. . . .

    L'objet est noir, il marche, il roule,
    Il fume, il siffle, il est en fer,
La vapeur sur sa tête en serpent se déroule,
    Il fait un vacarme d'enfer.

    Lorsque la nuit dans la prairie
    On l'entend hurler et mugir,
    On dirait la ménagerie
    De Satan, en train de rugir ;
    Et le feu que porte son âtre,
Feu que dans son parcours il projette au dehors,
    Eclaire d'un reflet rougeâtre
Des ressorts musculeux se mouvant sans efforts.

    Regardez ! — Cet objet sans doute
    Est un monstre, sans pieds ni bras,
    Qui sans broncher poursuit en route ;
    Comment ? on ne le comprend pas !

. . . .

    Regardez ! — Le voilà qui passe
    Siffle, crache, fume et bruit
Ce monstre qui jamais un instant ne se lasse
Qui nouveau Juif Errant court le jour et la nuit.

    Ce monstre est le Progrès qui passe.
Il porte le flambeau du Progrès à l'avant
    Et, du Progrès brûlante trace,
Il sème des charbons enflammés en marchant.

Il fera le tour de la terre,
Il roulera pour sûr un jour sous l'Océan :
Mais ses feux rouges de l'arrière
Disent qu'il veut aussi des martyrs et du sang !

Ainsi que le Progrès il brise les obstacles
Qu'il rencontre sur son chemin ;
Ainsi que le Progrès il a fait des miracles
Sur le plus grand miracle humain
. . . .
Si sa trop vive ardeur n'était pas refrénée
Il marcherait jusqu'au trépas
Et l'univers entier à sa course effrénée
Ne suffirait peut être pas.

Pour lui, la plus haute montagne
Ouvre ses rudes flancs ;
Pour lui, la plus belle campagne
Laisse entamer ses champs ;
Pour lui la profonde vallée
Porte des monuments ;
Pour lui la rivière encaissée
A des ponts élégants.

Ce monstre annule les frontières
Séparant les peuples entr'eux ;
Il ne connaît pas de barrières ;
Il voit partout les mêmes cieux.
Il augmente le nombre d'heures
Que nous devons vivre ici bas ;
Il apporte la vie aux plus humbles demeures
Les points les plus distants pour lui sont à deux pas.

Il contribue à la défense
Des pays qui sont menacés,
Il jette les soldats de France
Sur le sol ennemi, tout frais, tout équipés.
Et lorsqu'après mainte victoire
Il les ramène triomphants,
Il est glorieux de leur gloire
Son pouls a ce jour-là de plus chauds battements.

. . . .
Ce monstre dont la moindre pièce
Est le fruit d'un labeur constant
Montre chez notre humaine espèce
Le Progrès toujours persistant

. . . .
C'est la communauté d'idées
Marchant vers un but général ;
Ce sont les forces maîtrisées ;
C'est le souffle de Dieu vivifiant le métal,
                    etc.

Cette poésie, composée comme tant d'autres sous l'influence d'une activité impulsive irrésistible, se distingue par la largeur des idées, par la grandeur des images, par je ne sais quelle majesté grandiose qui l'emporte sur la manière ordinaire de l'auteur. Son vers léger, facile, n'a d'habitude que de la grâce et de l'esprit : ici l'esprit cède le pas à l'inspiration dont le souffle anime et soutient toute la pièce.

F..... en était du reste arrivé à un état de surexcitation intellectuelle tellement inquiétant, qu'on avait dû l'arracher de force à ses travaux. Il est bon d'en favoriser l'essor quand ils ne sortent pas des bornes de ce qu'ils doivent être, quand ils constituent un repos, une distraction pour l'esprit ; mais il faut savoir les interdire quand ils exaltent trop les facultés intellectuelles, parce qu'ils sont capables de donner une nouvelle impulsion aux idées délirantes et de congestionner le cerveau en le surmenant.

C'est ce qui arriva pour F..... Quand on dut le retirer de la première division, quand on le conduisit à l'infirmerie, il était au moins aussi hors de lui que le jour où, armé d'un barre de fer, il s'était jeté sur le surveillant en chef. Ses idées d'empoisonnement étaient revenues, il refusa en conséquence de manger ; nous fûmes obligé de lui passer deux fois la sonde œsophagienne. Il s'agita la nuit et ne put être maintenu à l'infirmerie où il troublait le sommeil des malades. Il fallut le conduire aux agités. Son excitation ne fit que s'accroître; rien ne put la calmer ; elle prit les proportions d'un véritable accès maniaque qui se .développa encore et atteignit les limites extrêmes du délire aigu. A ce summum de surexcitation, il se mit à chanter *les Bœufs*, de Dupont. La face colorée, vultueuse, les yeux largement ouverts, sans regard, l'écume aux lèvres, il chantait, il chantait toujours. On le suppliait de s'arrêter, on le secouait pour tâcher d'attirer son attention; il restait impassible et continuait encore. Rien de plus lugubre, de plus navrant qu'une chanson ainsi chantée par un homme dans un pareil état. Quand, la chanson finie, il reprenait : « J'ai deux beaux bœufs dans mon étable, » à chaque fois il essayait de rehausser sa voix, à chaque fois sa voix plus faible baissait, épuisée, vers la fin de la chanson. Il chanta tout le jour, toute la nuit, et le lendemain à la visite, la voie cassée, n'ayant plus que le souffle, il chantait encore. Ses yeux qui n'avaient pas cessé d'être fixes, hagards, exprimaient l'étonnement, la frayeur et l'hébêtement tout à la fois. Sa respiration était haletante, saccadée, son haleine fétide, sa langue sèche, ses lèvres grimaçantes, sa peau chaude, son pouls, régulier, marquait 120 pulsations ; son cœur vibrait avec violence. Il *crachotait*. Le délire aigu était manifeste.

On prescrivit des sangsues, un purgatif salin, de la

glace sur la tête et des boissons rafraîchissantes (eau de Seltz, sirop de groseilles, diète absolue).

Il n'y eut pas d'amélioration. La langue resta sèche et sale, les lèvres étaient fuligineuses, l'haleine repoussante, la voix rauque.

Le malade succomba.

II. — *Lypémanie compliquée d'hypochondrie.* — *Erotomanie.* — G..., est entré à Charenton le 18 janvier 1858, il avait alors 29 ans. Sa maladie, ancienne, offrait tous les caractères de la lypémanie hypochondriaque et présentait les mêmes symptômes qu'aujourd'hui.

Un pensionnaire de Charenton, caricaturiste habile, fit un jour la charge de G..., et le représenta à peu près nu, en simple gilet de flanelle sans manches, aux pieds d'une Vénus planant dans un nuage. On ne pouvait pas mieux saisir les points saillants de son délire : érotomanie qui le porte à offrir ses hommages à toutes les femmes dont il peut approcher ; idées fixes qui le poussent à déchirer ses vêtements de façon à être vêtu le moins possible. Nous allons examiner son état mental surtout à ces deux points de vue.

Il assure que tous les vêtements qu'on lui confectionne, à l'insu du tailleur ou par un fait exprès, sont disposés de telle sorte qu'ils compriment ses épaules à l'étouffer. Il en mourra. En attendant, c'est le tourment de sa vie, et aussi celui des tailleurs qui ont tenté de l'habiller ; il n'y en a plus un maintenant qui veuille avoir affaire à lui. Dans les moments d'exacerbation de ses idées délirantes, quand il a des hallucinations et des sensations viscérales qui ravivent ses défiances et ses souffrances,

il se demande s'il n'y aurait pas aux épaulettes de ses
paletots quelque main invisible qui enserre ses épaules
comme dans un étau, et lui fait éprouver ces douleurs
insupportables dont il ne peut se débarrasser qu'en faisant de larges échancrures à tout ce qu'il porte.

Lorsqu'il était dans sa famille et qu'on refusait d'écouter ses doléances, de donner suite à ses observations,
à ses récriminations à ce sujet, il se laissait aller à des
emportements, à des menaces, à des voies de fait. Il déchirait alors tous les habits qu'on lui faisait confection-
ner : on en était aux expédients pour le vêtir.

A Charenton, ayant mis en pièce toute sa garde-robe,
ayant lassé tous les tailleurs, on l'envoya à la Belle-Jardinière, afin qu'il pût choisir un vêtement à son gré.
M. Husson, le surveillant-adjoint, chargé de l'y conduire,
fit, à son retour et à ce propos, le rapport suivant :

« ..... Il ne lui a pas fallu moins de quatre heures
pour terminer ses achats. Il essaya d'abord un grand
nombre de paletots ; n'en trouvant pas à sa guise, il
l'attribua à sa chemise qui le gênait. Voulant lui donner
raison, nous nous rendîmes chez un marchand de che-
mises voisin. Il en essaya plusieurs, en garda une, et
nous revînmes à la Belle-Jardinière... Il recommença à
essayer une multitude de paletots ; n'en trouvant qu'un
qui allait à la rigueur, mais encore il pesait trop sur les
épaules. Il fallut monter à un autre étage. Là, enfin, il
en prit un qui, dit-il, lui allait bien.

« Au rayon des gilets, mêmes difficultés.

« Au rayon des pantalons, ceux-ci n'étant point ap-
pelés à le gêner aux épaules, son choix fut bientôt fait.

« Nos achats terminés, arrivés sur le pont Notre-
Dame, il me dit : « J'aurais dû prendre l'autre gilet, je

« sens que celui-ci me fait souffrir, et que je ne pourrai
« pas le conserver. »

Nous retournâmes de nouveau au magasin où il prit
l'autre gilet tout en témoignant la crainte de ne pouvoir le conserver longtemps, « car, disait-il, aux souffrances que j'endure, je sens bien que je ne pourrai
même pas conserver ma chemise. »

En effet, quelques jours plus tard, il déchirait encore
ces habits dont il ne pouvait plus supporter la vue, ni
surtout le contact ; et il priait un infirmier aux larges
épaules de lui céder son propre paletot. L'habitude qu'il
a prise de ramener ses épaules en avant pour tâcher de
les soustraire à ce contact douloureux, leur donne l'aspect particulier aux ailes de l'aigle au repos.

Les gorges chaudes que provoque parmi ses camarades cet étrange délire, ajoutent à ses défiances : il
s'imagine que tout le monde le méprise ; les intentions
de tous ceux qui l'approchent lui sont suspectes ; souvent il a des discussions, il aurait des rixes, si on n'intervenait pas, avec les pensionnaires même qui ne lui
ont jamais donné lieu de se plaindre d'eux.

Ces querelles qu'il provoque au plus fort de ses accès
le laissent dans un découragement profond. La vie ne
lui apparaît plus que sous un jour sinistre, c'est à ce
moment surtout qu'il a des hallucinations de la vue et
de l'ouïe, ainsi que des sensations viscérales extrêmement pénibles qui lui donnent la conviction de sa fin
prochaine.

Il nous a fait, à ce sujet, des confidences et nous
avons constaté que ses premières idées hypochondriaques
remontent à 1844. Il n'avait alors que 15 ans ! il est bon
d'ajouter qu'il les devait à des prédispositions hérédi-

taires (oncle maternel à Charenton, père mort d'apoplexie). Nous avons sous les yeux une élégie qui date de cette époque; nous y remarquons ce passage :

> Mais quoi, parler bonheur quand déjà je succombe!
> La chute de la feuille annonce mon trépas....

Ces tristes préoccupations n'ont pas empêché G... d'être considéré comme propre au service. Mais au régiment le colonel dut l'exempter de tout travail. Ses souffrances, ses craintes le poursuivirent partout; partout dans ses poésies on en trouve la trace.

> De la revoir je meurs d'envie
> Et je demande au ciel de prolonger mes jours ;
> Mais il lui plaît hélas! d'en arrêter le cours.
> Je touchais au bonheur je regrette la vie !

(Charenton, 1859.)

Quoique constamment occupé de ses vêtements et de l'idée de sa fin prochaine, on voit que par instants des idées d'une autre sorte le dominent. Il est, en effet, amoureux né de toutes les femmes. L'objet de son délire érotique change souvent, mais, quel qu'il soit, il éprouve pour lui toutes les ardeurs de la passion, toutes les fureurs de la jalousie. Car, sous des apparences réservées, timides même, il couve des penchants à l'impulsion desquels il s'abandonnerait sans réserve s'il en avait l'occasion et les moyens. Il nous a avoué qu'avant son entrée dans les maisons de santé, il buvait des quantités d'alcooliques, ce qui du reste est visible à sa figure bourgeonnée, à son nez rouge, et, ce qui par parenthèses, est une autre de ses préoccupations : il se figure que tous les jours son nez grossit et prend des proportions démesurées. —Pour en revenir à ses tendances érotiques, elles sont tellement impérieuses que jeune ou vieille, belle ou laide, tout lui est bon. Il est peu de femmes qu'il ait vues sans les aimer et sans chanter son amour. Chacun de ces poëmes représente un épisode bien distinct de son délire. Dès qu'il aime assez une dame pour en oublier ses habits, l'accès commence et se traduit d'abord par des vers timides, réservés ou empreints de tristesse comme ceux qu'on a vus plus haut, comme ceux « à Mme Emma » que nous avons cités ailleurs. Puis s'animant, il s'enhardit :

> J'ai chanté le jardin, j'ai vanté ces bouquets
> Que l'art a rassemblés en d'aimables bosquets ;
> Mais des nombreuses fleurs que cet espace enserre
> La plus belle à mon goût ne vit pas dans la serre :
> Heureux son possesseur !...

Bientôt l'activité impulsive dans la direction des jouissances sensuelles se développe ; les idées érotiques lui échappent, tout lui sert à en exprimer la flamme. G... apprend au salon la mort d'une pensionnaire qui se prenait pour le Christ : il en profite pour écrire à la sœur qui est à ce moment l'objet et l'occasion de son délire :

> Bien qu'imitant le Christ, elle ait eu son calvaire
> Son triste sort peut-il se comparer au mien !
> Au fort de ses rigueurs que sa bonté tempère
> Le ciel lui réservait pour guide, pour soutien
> Le bras *d'un ange de la terre.*

Il rencontre dans les jardins « cet ange de la terre, » qui tient dans ses mains un papillon. « Que ne puis-je, s'écrie-t-il :

« Que ne puis-je jouer de l'aile
Pour me réfugier près d'elle
Comme cet habitant de l'air !

. . . .
. . . .
Emblème d'immortalité
Raconte donc à cette femme
La belle fable de Psyché ;
Mais pour elle Psyché c'est l'âme
Et l'Amour n'est que Charité !

Alors l'érotomanie ou exaltation simple du sentiment fait place à un état d'excitation tout opposé qui serait plutôt un commencement de satyriasis : tout dans les regards, les paroles et les écrits de G..., prouve qu'il ne serait plus maître de résister à ses impulsions s'il était livré à lui-même. A cette période de son délire on est obligé de le soumettre à une surveillance de tous les instants ; si on le laisse encore sortir des quartiers, lorsque cet état dure trop longtemps, il faut en venir à le priver momentanément du salon, du travail, de la musique, en un mot, il faut le tenir étroitement relégué dans sa division. Tout entier à sa fureur érotique, il donne un libre cours aux idées qui le dominent ; mais, comme il a perdu toute retenue, il est à peu près impossible de reproduire la plupart des vers qu'il écrit dans cet état. Essayons toutefois, pour en donner une idée, de citer un extrait d'une de ces poésies, de la plus voilée :

LA MORT DU CHAT.

Émule de Vert Vert et par les sœurs gâté,
Une indigestion eût dû clore sa vie,
La gloire de l'oiseau que Gresset a chanté
Malgré l'art du poete en serait obscurcie :

Console-toi, Vert-Vert, c'est de catalepsie
Que le minon est mort, en maison de santé.

. . . .

O chat ! je t'enviais ce genre de caresse
Dont était si prodigue envers toi ta maîtresse ;
Lorsque sa blanche main te chatouillait le dos
Ta queue entre ses doigts déroulant ses anneaux
Se redressait, ayant cette vigueur extrême
Que ressent l'homme heureux près de celle qu'il aime.

. . . .

Ce trait suffit ; il dit assez que la prédominance et l'irrésistibilité des penchants constituent le trouble le plus saillant des facultés psychiques de G..., quand, chez lui, le délire a pris la forme que nous venons de décrire. Ce paroxysme dure généralement de quinze jours à un mois. Insensiblement les sensations viscérales pénibles, la torture des vêtements reparaissent et reprennent le dessus ; et un beau jour on est étonné de s'apercevoir que G..., non-seulement ne pense plus à sa dernière passion, mais encore qu'il en parle avec aversion. Son règne sur lui est désormais fini ; c'est une autre qu'il portera bientôt dans son cœur et qui produira dans son esprit les mêmes phénomènes, phénomènes qui suivront la même gradation, et, arrivés à leur summum, auront la même intensité, le même caractère d'irrésistibilité.

Qu'on n'aille pas croire que, dans la peinture qu'il fait ainsi lui-même de son état mental, il use de métaphores et ne cède qu'à sa fantaisie poétique. Il n'est que trop sincère dans ses élans. Un trait le prouvera. Avant son entrée à Charenton, il était dans une maison de santé dont il avait l'occasion d'apercevoir quelquefois la directrice. Dans un moment d'excitation, poussé

par son délire des persécutions et voulant échapper à
ses persécuteurs, il s'évada. Mais à peine dehors il fut
pris d'un de ses accès érotiques, et son délire amoureux
eut précisément pour objet la directrice de la maison
qu'il venait de quitter. Le voilà bien malheureux!
pourra-t-il vivre sans la voir? que faire? Il lui écrivit
les vers suivants :

> Je suis ici de corps, vers vous par la pensée ;
> Mon cœur revole aux lieux où je vous ai laissée
> De mon amour pour vous je sens croître l'ardeur
> Il m'est d'autant plus cher qu'il fait seul mon malheur.
> Sans mon évasion, je pourrais en silence
> Contempler ma beauté, jouir de sa présence,
> Mais loin d'elle, au tourment d'un amour sans espoir
> Se joint encor celui de ne jamais la voir.
>
> Soyez bénie ! ô vous dont la seule pensée
> Suffit pour consoler mon âme délaissée ;
> Vous revoir est le vœu que je fais tous les jours
> De loin, comme de près, je vous aime toujours.

Il signa, mit son adresse, et fit ainsi savoir le lieu de
sa retraite à la maison qu'il venait de fuir ! On alla le
chercher. Il fut bien heureux de retrouver sa chambre,
il en fit même confidence à sa bergère :

> ..... O ma bergère,
> Dis-je en tombant sur ses coussins,
> Cela suffit, je te préfère
> A tous les trônes de la terre.

G... n'a pas collaboré au Glaneur : il n'écrit pas pour
son plaisir. Quand il prend une plume, il cède à une
impulsion maladive. Il fait des vers et de la prose : des
vers pour les dames, de la prose pour le procureur im-

périal. Ses lettres à ce magistrat peuvent se résumer toutes en ces deux mots : Venez me voir, assisté d'un bon tailleur.

III. *Monomanie intellectuelle.* — H... est le doyen des pensionnaires de Charenton. Il y a plus de trente ans qu'il médite sur la religion, la politique, et la langue française qu'il a complétement réformées.

Deux fois par jour, le matin et le soir, on peut le voir devant la porte de sa chambre, procédant avec majesté aux cérémonies de la religion qu'il a créée « à la place de toutes les religions bouffonnes du passé. » Il est alors vraiment imposant avec son large front, sa barbe blanche, ses yeux brillants du feu de l'amour divin.

Il n'est pas toujours facile de l'approcher. Quand il songe à l'aveuglement du peuple français qui persiste à se laisser gouverner et diriger par un tas d'intrigants, princes et prêtres, au lieu d'obéir à la volonté de Dieu, et de venir à Charenton le proclamer pape et roi ; il est dans une grande colère, ce qui se voit à la vivacité avec laquelle il lève ses bras vers le ciel, en se livrant à un monologue entrecoupé d'exclamations. Dans ces circonstances, quelles que soient les précautions dont on use pour l'apaiser en l'abordant, il vous tourne presque toujours le dos et vous ferme la porte au nez.

La première fois qu'il nous fit bon accueil, il nous dit : « Les anges de Dieu ont fait retentir leur trompette aux quatre coins de Paris, et les Parisiens savent maintenant qui je suis. Venez-vous de leur part ? me demandent-ils pour leur pape-roi ? » et il nous fit entrer dans sa chambre.

Malgré ses idées de grandeur qui n'ont pas varié depuis qu'il est à Charenton, H... n'a jamais présenté le moindre symptôme de paralysie générale. Sa démarche est sûre, et sa parole nette.

Quand on le voit de près, on s'aperçoit que ses pantalons sont fixés et serrés avec des ficelles sur ses jambes : « C'est, dit-il, pour empêcher le vent d'y passer, ce qui trouble et gêne la réflexion. » On remarque que son mouchoir pend derrière lui suspendu à l'un des boutons de son paletot : « C'est, ajoute-t-il, pour n'avoir pas à le chercher dans les poches, ce qui est une perte de temps. » On s'étonne que sa tête soit coiffée d'une espèce de turban bizarre : « Rien n'est plus commode, assure-t-il, pour empêcher que rien du dehors, qu'aucune distraction n'arrive au cerveau par les oreilles. »

Pendant que vous faites ces observations et qu'il vous donne ces explications, il ouvre une commode dont tous les tiroirs sont pleins de papiers soigneusement numérotés et couverts d'une écriture serrée. C'est là son œuvre.

Si vous le priez de lire une de ces feuilles, il vous répond : « En français ou en frinxois ? » — « Qu'est-ce que le frinxois ? » — « Le frinxois ! s'écrie-t-il, mais c'est la langue savante, la vraie langue des inspirés, celle que parle l'archange Gabriel que vous pouvez voir là-bas au-dessus des arbres, sur son cheval blanc, attendant mes ordres. Dieu lui-même me l'a révélée. Tout ce que vous voyez là est écrit en pur frinxois. Quand on m'aura reconnu pour le chef de la théocratie française, je doterai mon pays de cette belle langue et je le débarrasserai du patois barbare que vous parlez tous et que vous appelez le français. »

— Il n'est pas rare de trouver des fous, des mélancoliques surtout, qui introduisent dans le langage ordinaire un mot par eux créé pour mieux peindre un ennemi, une torture, une vue de leur esprit. Il y en a qui ont la fantaisie de parler une langue de leur invention, et dans ce but ils plaquent leurs phrases de mots bizarres, empruntés à des langues étrangères, et dénués de sens.

Ce n'est pas ici le cas ; H... a réformé l'alphabet, changé la prononciation des mots, créé des mots nouveaux. Il parle et il écrit une langue dont le sens ne lui échappe jamais, dont seul il a la clef, mais qu'il sait traduire en français avec une sûreté de mémoire et une facilité d'élocution surprenantes. Nous n'avons pas quitté des yeux, pendant qu'il le lisait comme il était écrit, en frinxois, un fragment de son œuvre que nous lui avons fait ensuite traduire en français : il avait trait à l'éducation des enfants, et ne manquait pas d'éloquence. Nous avons remarqué où il le plaçait, après lecture. Quinze jours plus tard, nous sommes revenus voir H..., et nous l'avons prié de nous relire son beau passage sur l'éducation des enfants : il a cherché dans un petit cahier qui lui sert de table des matières, y a trouvé l'indication du tiroir où nous le lui avions vu placer, et a retiré de ce tiroir le même papier. Il nous l'a traduit, et nous nous sommes assurés qu'il n'y changeait pas un mot.

Tout, dans la commode est soigneusement étiqueté et rangé par date et par sujet. Nous lui avons fait prendre et lire successivement plusieurs feuillets, soit du tiroir politique, soit du tiroir religieux. Ce qui a trait à la religion lui a été dicté directement par Dieu ou indirectement par l'intermédiaire de l'archange Gabriel.

Malgré les idées bizarres, extravagantes, qui les déparent presque tous, ces écrits contiennent des passages remarquables à beaucoup d'égards.

Les derniers que H... a produits sont obscurs, diffus, souvent même incompréhensibles ; les précédents, ceux par exemple qui datent de 1840 à 1850, ont plus de valeur : il y a des idées piquantes, des vues ingénieuses, parfois beaucoup de sens et toujours un souffle d'inspiration qu'on peut appeler de l'éloquence. Nous avons insisté pour en avoir des extraits en français : H... se fâche à l'idée seule qu'on pourrait divulguer des fragments de son œuvre, qui a besoin de paraître en entier pour être jugée à sa haute valeur.

Il y travaille toujours, en attendant l'heure du triomphe qui sonnera bientôt pour lui. Il se complaît dans cette conviction. Il est heureux.

IV. *Monomanie compliquée d'hypochondrie.*— I..., mort récemment, avait connu comme H... le vieux Charenton. Il aimait à parler d'Esquirol. Il lui reprochait de s'être entendu avec les autorités de Vincennes, Charenton et autres lieux environnants, pour le dépouiller de tous ces domaines dont il se croyait le propriétaire, maître et seigneur depuis Charles VII. Il racontait complaisamment les belles chasses qu'il avait organisées dans ses bois de Vincennes, et les fêtes splendides qu'il y avait données quand il y recevait les rois de France. Il donnait le détail des noms et des titres qu'il avait portés pendant cette longue suite d'années. Quand on lui témoignait quelque surprise de voir en lui un homme qui vivait depuis si longtemps : « Allons, disait-il, ne faites pas le mauvais plaisant : vous savez bien que nous sommes tous régénérés, et que, lorsqu'un de nous est censé mourir, il ne fait que changer de figure et de nom. Cette chatte que j'ai là est *morte* comme vous dites, et selon moi a été *régénérée* quatre fois ; à chaque fois son poil a changé de couleur. Vous-même, je vous ai parfaitement connu il y a 300 ans, quand vous étiez valet de mes chiens ; aujourd'hui vous avez le dessus sur moi, mais c'est au mépris de tout droit et je proteste. Si l'on ne veut pas que je porte mes titres parce qu'on a supprimé les priviléges en 1789, je demande a m'appeler Guillaume Ham de mon premier et principal nom que je portais quand le roi m'a fait duc de Vincennes en récompense de la bataille que j'ai gagnée sur les Anglais, près de Paris. J'ai servi encore sous Louis XIV, en qualité de général ; et, pendant la paix, j'ai habité mon hôtel de la rue Traversière-Saint-Antoine, n° 67. De 1717 à 1720, sous le nom de Mars de la Guillaumie, j'ai commandé un corps d'armée, » etc.

Ses convictions étaient telles, qu'il ne manquait jamais de protester toutes les fois qu'il apprenait qu'un nouveau maire venait d'être installé à Vincennes ou à Charenton. Voici copie d'une lettre adressée au maire de Charenton :

« La commune de Charenton vous a élu pour maire : aurait-elle voulu par cela participer à se montrer coupable de rébellion par devers moi ? Celui dont vous êtes le régénéré ne vous a pu laisser aucun titre par lequel il serait substitué à moi ? Comment pourriez-vous prouver que vous êtes bien Guillaume Ham !

« Auriez-vous la prétention et l'injustice de vous conduire par rapport à ma commune comme la préfecture de la Seine par rapport à la partie de Charenton donnée par moi en 1671 temporairement, pour y faire traiter des fous par les Lazaristes qui furent d'abord mes locataires — gratuitement — pendant 70 ans, puis par ma largesse propriétaires de cet hôpital? Je vous objecte encore que le terrain de l'école d'Alfort est à moi; loué en 1796 par M. le ministre de l'intérieur, je dois en toucher les rentes, et non pas vous qui usurpez mes droits à mon nom de Guillaume Ham et ne savez que trop que ce nom se rapporte à celui que je porte en ce moment comme régénéré... » etc.

I... écrivait encore des lettres de menace à un général, qui avait « l'infamie de ne pas partager avec lui son traitement. » Nous eûmes le malheur de lui dire un jour : « Pourquoi partagerait-il ? » Il entra en fureur et répondit : « Vous savez aussi bien que moi, que c'est *mon égal.* »

Il était persuadé qu'un homme peut se dédoubler, c'est-à-dire avoir un égal, mieux encore multiplier jusqu'à cent fois sa personnalité, avoir cent égaux ; par suite habiter à la fois plusieurs lieux, occuper diverses positions, sous des noms et des traits différents. Un égal ne doit ni ne peut échapper à ses égaux ; il faut qu'il partage avec eux, autant que les circonstances le lui permettent, sa bonne et sa mauvaise fortune : c'est pourquoi le général, son égal, était impardonnable de ne pas lui envoyer une partie de son traitement. « Ne me suis-je pas, ajoutait-il, réjoui de nos succès quand nous avons été nommé commandeur ? »

Il se défiait des faux-égaux. Les vrais égaux se reconnaissent aux yeux : les traits peuvent différer, l'œil est le même. Un jour, une de ses sœurs vient le voir ; il la regarde avec défiance, et s'écrie : « Vous avez le front de vous présenter devant moi comme une égale de la jeune de mes deux sœurs ? Ma sœur ou ses égales ont les yeux bleus, et les vôtres sont couleur de pierre à bille grise mouillée : vous n'êtes qu'une fausse égale ! » Après cette apostrophe il la planta là.

Pour I... M. Calmeil était le régénéré Lavoisier et son égal était Pie IX. Il lui a longtemps gardé rancune, parce qu'il avait laissé passer sans protester, la dernière lettre encyclique de son égal, le pape. « Du moment qu'il ne dégage pas sa responsabilité, il est, disait-il, de connivence avec lui. »

D'habitude, ses lettres étaient au point de vue du style irréprochables. Il nous fit lire un jour un écrit dont la prodigieuse quantité de fautes d'orthographe et de français nous étonna. Nous crûmes d'abord à un affaiblissement de sa mémoire; cependant nous lui demandâmes comment de pareilles fautes ava'ent pu lui échapper. Il nous répondit sèchement qu'il connaissait sa langue mieux que nous, mais qu'il avait cru devoir l'épurer; « toutes les prétendues fautes que vous voyez, sont des corrections; le français comme on l'écrit de nos jours est un jargon ridicule; lisez cette grammaire que j'ai composée, ajouta-t-il, et si vous vous conformez à ses règles nouvelles, vous parlerez mieux. » Deux ou trois citations de cette grammaire donneront une idée de l'originalité de ce nouveau français :

L'aire ou surface est du masculin; on doit donc dire la soupe à *l'aire* bon, et non pas l'air bonne. D'abord l'air dans l'atmosphère est transparent, on ne le voit pas, sait-on s'il est bon? Bonne se rapportant à soupe, que signifierait l'air sans épithète? il ne signifierait rien, tandis que l'aire bon signifie la surface de la soupe que vous voyez, ne pouvant distinguer que cette surface.

« On se moque du peuple qui dit doranavant, dorsénavant, et c'est à tort. Le mot dorénavant est bien plus absurde. C'est de dès lors et avant que dérive dorsénavant dont la corruption est moindre que dorénavant. Ainsi je dirai dès lors et avant..... »

« J'ai observé que dire « je veux m'en aller » est un langage absurde. Qu'est-ce que cela veut dire sinon « je veux aller moi »? Cependant on trouve que c'est bien parler et les Académiciens ne voudraient pas entendre raison sur cette erreur. Je prétends que dire « je veux en aller » est parler plus correctement, parce qu'on n'a pas besoin d'exprimer qu'on est soi-même le sujet de l'action puisqu'on ne pourrait dire « je veux en aller un autre. » Il suffit donc de dire « je veux en aller. »

« Quatre conjugaisons sont inutiles, compliquent et embarrassent la langue. Elles se peuvent réduire en une seule dont la détermi-

naison sera *er*. Ce changement nous ramène au langage primitif tel
que des provinces l'ont conservé; ce qui prouve l'idiome premier
de la langue à l'époque où l'homme dans sa nature grossière n'était
soumis qu'à sa raison. Les lois l'ont gouverné quand il fut réuni en
tribus, puis la religion; qu'y a-t-il gagné? Donc nous dirons finer,
au lieu de finir, senter, couvrer, tener; et on conjugera finer ainsi:
je fine, je finais, je finé, j'ai finé, j'eus finé, je finerai, j'aurais
finé, etc.

« Il est absurde d'employer le verbe être comme auxiliaire dans le
verbe aller, et dans les autres verbes irréguliers comme lui; car
être n'y exprime pas un sens droit. « Je suis allé » est faux, il faut
dire « j'ai allé ». Quand on dit je suis allé on semble dire qu'on y est,
puisqu'on emploie le présent de l'indicatif, tandis que j'ai allé exprime
le parfait qui est ce que vous voudriez dire et que vous ne dites pas
avec je suis allé. A preuve, dans le présent du passif je suis aimé
vous supportez une action, tandis qu'elle est passée quand vous
dites je suis allé. »

I... était hypochondriaque. Nous l'avons souvent entendu se plaindre des maladies qui rongeaient ses os,
travaillaient sa tête, tiraillaient ses intestins. Il se trai-
tait lui-même, et avait même composé un traité sur les
vertus des plantes potagères, qui seules lui avaient conservé la vie.

Quand il écrivait dans ses moments d'agitation, il
rendait ses pensées, délirantes ou non, avec plus de force
et de netteté que lorsqu'il était tout à fait calme. Un jour
qu'il était excité, il entendit parler des démolitions et de
la reconstruction de Paris; voici les réflexions que lui
suggéra cette nouvelle:

« Je pense que des rues tirées au cordeau, dans une grande ville
surtout, ne peuvent qu'abêtir l'esprit. La vue est de suite satisfaite;
or la vue étant destinée à agrandir l'entendement par les pensées
qu'elle fait naître, la promptitude de la satisfaction visuelle doit
amoindrir la réflexion. Je suis persuadé qu'une ville dont les rues
serpentent donne en outre positivement plus de tranquillité au

corps parce que les vents ne le contrarient pas autant, et que par
suite l'esprit en est plus maître et reste plus capable de diriger ses
pensées ou de les concentrer. Pour ces motifs je blâme les change-
ments que l'on fait dans Paris sous prétexte de l'aérer, ce qui est
un grand tort. Je ne serais pas étonné qu'a force de l'aérer on n'en
arrive à ruiner l'industrie, en affaiblissant l'habileté de ses ouvriers
en tout genre. Je prends modèle sur les fourmis ; elles tracent des
voies tortueuses et non pas alignées pour aller d'une fourmilière à
une autre ; ce que j'ai observé sur le bitume. Ces insectes étant restés
laborieux et infatigables depuis le commencement du monde, les
ouvriers ne peuvent que gagner à les prendre pour modèles ; et, d'a-
près leur exemple, j'ai le droit de dire que les rues serpentant en
leur direction doivent être préférables à celles dont la régularité
et l'uniformité satisfait tout de suite la vue ce qui est la même chose
qu'abrutir l'esprit.

Ne sait-on pas que les ouvriers sont plus sensés, plus capables
que les gens oisifs qui ne connaissent que le repos et la jouissance
du bien qu'ils ont? c'est du moins ma conviction. Il me semble
même qu'à voir promener des riches dans leurs jardins, ornés et
soignés de la mollesse qu'ils recherchent, on distingue dans leur
extérieur et dans tout leur ensemble un dégoût profond jusque
pour leurs jouissances, parceque la régularité et les agréments des
lieux leur ôtent la satisfaction agreste que leur donneraient des ter-
rains sans apprêts, distribués comme le voudrait le hasard, au fur
et à mesure qu'on aurait à planter.

De même, dans une ville régulièrement aérée, les gens y auront
moins d'esprit, les ouvriers y seront plus mous et partant moins
bons que dans une ville distribuée par le hasard des temps et la
fortune des gens, où rien n'y aurait été calculé que par le besoin d'y
loger.... » etc.

V. *Monomanie religieuse compliquée d'hystérie.* — Quand
on amena Mlle J... à Charenton, le 7 juin 1865, ce n'é-
tait encore qu'une enfant. Elle avait treize ans, et n'était
pas encore réglée ; mais elle se trouvait à cette époque
critique où, prêtes à devenir pubères, les jeunes filles de
son âge éprouvent les premiers symptômes du changement dans la direction des idées et dans la sensibilité que

va faire naître le développement d'un organe dont la connexion avec le cerveau commence à devenir plus intime. On sait à quel point les jeunes filles se montrent alors impressionnables, nerveuses, faciles à surexciter.

Mlle J... venait de renouveler sa première communion, le 16 avril 1865.

On sait que pour préparer les enfants à ce grand acte, on leur fait faire ce qu'on appelle *une retraite;* on les soumet pendant huit, dix, quinze jours à toutes sortes de pratiques et d'exhortations religieuses, excellentes dans leur but, mais dangereuses et quelquefois fatales dans leur résultat pour certaines organisations par trop délicates. Il est, en outre, des ecclésiastiques que la sainteté de leur but aveugle, et qui ne doutent pas qu'il peut être bon de garder avec des enfants une certaine mesure : poussés par un zèle maladroit, ils surexcitent leur imagination et les effrayent par des remontrances outrées, par des rigueurs intempestives, par des peintures terrifiantes du démon, de l'enfer qui les attend, de la vengeance de Dieu qui menace ces pauvres petits pécheurs.

Ce fut ici le cas.

Le directeur de Mlle J..., homme sévère, austère, inflexible, l'admonesta vivement, la fit revenir souvent et la garda longtemps à son confessionnal, et pour comble ne la trouva pas suffisamment préparée pour qu'elle pût communier en même temps que ses compagnes. Elle communia seule, huit jours plus tard, ce qui l'affecta extrêmement.

Dès ce jour son caractère léger, vif, enjoué changea. On la vit s'assombrir de jour en jour, lentement, graduellement, jusqu'à ce que son système nerveux trop tendu réagit.

Subitement, le 3 mai, Mlle J... fut prise de convulsions violentes. Elles durèrent quelques minutes et furent suivies d'une sorte de coma. Mlle J... resta six heures sans mouvement, les yeux ouverts et fixes, la bouche entr'ouverte, sans connaissance, dirent les parents. Après quoi survint la période de surexcitation intellectuelle signalée par tous les auteurs chez les malades de cette espèce, notamment chez les trembleurs des Cévennes et les convulsionnaires de Saint-Médard.

Mlle J... se réveilla subitement, et se mit à débiter avec volubilité toute espèce de sermons, sans doute ceux qui s'étaient gravés dans sa mémoire et avaient frappé son imagination pendant la retraite; puis elle chanta à pleine voix des hymnes et des cantiques, agenouillée, et les poings fortement appuyés sur les yeux « pour ne pas voir et pour conjurer les démons qui voulaient s'emparer d'elle, » a-t-elle dit depuis.

Ces allocutions, ces chants, ces cris, ne durèrent que sept à huit heures; mais les hallucinations, extrêmement actives, persistèrent pendant une dizaine de jours. Mlle J... voyait Dieu, les anges, les saints; elle leur parlait. Sa mère, son père, lui faisaient mille remontrances pour tâcher de la calmer; mais la vue du bonheur des élus la transportait tellement, qu'à plusieurs reprises elle se jeta à leurs pieds, en criant : « Tuez-moi, les martyrs vont au ciel. M. le curé l'a dit. »

Tous ces accidents disparurent comme ils étaient venus, subitement. Quinze jours plus tard, le 2 juin, Mlle J... éprouva à l'épigastre un sentiment de constriction qui se propagea jusqu'au larynx, phénomène qu'elle avait déjà éprouvé au moment de la première explosion des accidents nerveux; elle comprit à cela, comme elle nous l'a dit depuis, qu'elle allait avoir une autre attaque (1). En effet, elle tomba en convulsions, et les accidents qui se succédèrent reproduisirent dans le même ordre et avec la même durée les phénomènes de la première attaque : aura, convulsions hystériques, coma, surexcitation intellectuelle dans le sens religieux, hallucinations. Cette fois ce fut surtout le diable qu'elle vit ; son père qui — s'impatientant — lui dit : « il n'y a pas de diable! » lui apparut aussitôt avec la tête de Satan ; alors elle se jeta sur lui, le menaça, le frappa, ne cessa de crier à sa mère « tu es damnée! » et lui reprocha de l'avoir laissée damner aussi.

On la conduisit à Charenton.

La vue des malades fit une révolution subite dans son esprit ; elle vit qu'elle était avec des folles. « Je suis donc malade aussi? » dit-elle ; la réponse affirmative des sœurs, dont l'habit religieux lui inspirait toute confiance, contribua à lui persuader qu'elle était réellement folle quand elle avait vu à son père la tête du diable. Elle se repentit de l'avoir injurié et frappé ; et, sur la promesse qu'elle fit aux médecins de se contenir et de ne rien dire ni faire qui pût impressionner les autres pensionnaires, on l'installa dans la division des dames convalescentes.

C'est dans ces circonstances qu'il est urgent d'être secondé auprès des malades par des personnes d'une piété éclairée.

Le soin que prirent les sœurs de lui interdire provisoirement toute espèce d'exercice religieux, de retirer

____

(1) C'est à ce moment que la Pythonisse s'écriait : deus, ecce deus !

de ses mains tout livre de piété, de veiller à ce que personne ne lui parlât religion, assura le succès du traitement physique et acheva de dissiper les doutes qui lui étaient restés sur la façon dont elle devait interpréter les hallucinations qui avaient tourmenté son esprit.

Jusque-là elle n'avait que consenti à laisser dire qu'elle avait été malade : elle ne tarda pas à le reconnaître et à le dire elle-même ; elle promit de faire pour guérir tout ce que l'on voudrait ; elle insista sur son af-fection pour sa mère et pour son père, qu'elle regrettait d'avoir inquiétés.

L'état physique changeait en même temps à vue d'œil sous l'influence des amers, des toniques, des bains d'affusion répétés.

A son entrée à Charenton, Mlle J... était pâle, frêle, chlorotique ; elle avait dans sa démarche ce sautillement caractéristique des choréiques, qui lui était resté à la suite de son deuxième accès convulsif. Elle reprit bientôt sa démarche naturelle ; la fraîcheur de son âge colora peu à peu ses joues ; elle redevint en un mot ce qu'elle était autrefois, à l'époque où sa santé était le plus florissante. Nous avons assisté à cette transformation physique et mentale. Nous avons vu son affection pour ses parents se manifester de plus en plus vive, ce qui est un point capital, un signe extrêmement important dans la guérison de la folie. Nous avons vu sa physionomie prendre une expression de naïveté, de jeunesse et de vivacité que nous ne lui connaissions pas.

Elle rougit vivement quand les médecins lui adressent la parole, se montre timide avec les internes, respectueuse et confiante avec les sœurs, pétulante et gaie avec les dames de sa division. Elle joue, fait des espiègleries, rit aux éclats, manifeste en un mot le caractère d'une jeune fille bien portante de son âge. Elle paraît très-intelligente.

Le 30 juillet 1865, elle sort guérie.

VI. *Monomanie instinctive.*—K..., 15 ans, est une victime de l'hérédité. Son père est mort de paralysie générale, son grand père de lypémanie; ses oncles, que dans leur pays on appelait les toqués, étaient extravagants sinon aliénés.

On a pu constater chez K..., dès sa plus tendre enfance, le vice congénital d'un caractère fatalement prédisposé à tous les écarts, à tous les mauvais instincts qui sont comme le prélude de la folie. Il était intelligent, mais il se plaisait à faire souffrir tous les êtres plus faibles que lui; que de fois il s'ingénia sournoisement à faire du mal à ses frères et à ses sœurs!

Sa mère, avertie et alarmée, veillait sur lui pour redresser ses défauts aussitôt et à mesure qu'elle les voyait apparaître. Elle eut dû avoir d'autant plus d'influence sur lui qu'il a toujours montré pour elle une affection passionnée, qu'il a toujours paru malheureux de tout ce qui lui causait quelque chagrin ; et pourtant elle perdait ses peines avec cette nature mal née, et tous ses efforts pour l'amender étaient inutiles.

Quand son grand-père mourut, dans un asile, K... avait 8 ans. Sa mère, qui est une femme extrêmement intelligente et dévouée, était on ne peut plus découragée de voir qu'à l'envers de tous ses autres enfants celui-là ne retenait que les mauvaises choses qu'il pouvait voir ou entendre par hasard au dehors, oubliant tous les bons exemples, tous les bons conseils, tous les reproches qu'il avait reçus, et ne gardant rien des principes qu'on tâchait de lui inculquer. Un ami de la famille, un curé, l'emmena avec lui dans son village pour l'élever dans de meilleures conditions, loin de ses frères qu'il torturait.

Après un an de cet essai, la mère trouva son caractère bien pire ; il était plus sournois, plus enclin à mal faire que jamais. Elle en fut effrayée au point qu'elle consulta à son sujet le médecin en chef de Charenton.

Elle le garda près d'elle, puis le mit dans un pensionnat dont le directeur lui était dévoué. K... resta près de cinq ans dans cette maison, ne travaillant que par boutades, faisant preuve alors d'une intelligence hors ligne, et retombant ensuite dans un état d'obnubilation, de prostration intellectuelle, ou plutôt de découragement qui le mettait hors d'état de profiter des leçons de ses maîtres.

Quand son père mourut, à Charenton, il parut extrêmement affecté de la douleur de sa mère ; il lui fit mille caresses, mille protestations ; il lui promit de se conduire si bien qu'elle ne pourrait qu'en être heureuse. Il montra en un mot une grande exaltation dans son langage et dans ses démonstrations.

Il avait 14 ans, sa mère voulut avoir elle-même l'œil sur lui : elle le plaça comme employé dans une maison de banque pour l'occuper dans la journée ; le soir il revenait près d'elle. C'est alors qu'elle constata les progrès affreux qu'avait fait le mal dans cette organisation malheureuse. K... était dangereux pour ses frères et pour sa mère ! Il ne déraisonnait pas, il n'avait pas d'hallucination, au contraire ses facultés intellectuelles étaient plutôt surexcitées, il sentait vivement et il déplorait amèrement son malheur : « Je suis bien malheureux, disait-il à une amie de sa famille ; je sais que je commettrai une mauvaise action, que je ferai le désespoir de ma mère ; mais c'est plus fort que moi je tuerai mon frère, et je me tuerai après ! » Ainsi il avait des impulsions très-actives, rémittentes, disparaissant pour le reprendre de nouveau à des intervalles variables, et ces impulsions le poussaient à tuer son frère ainé, et après lui sa mère pour qu'elle ne vécut pas malheureuse. Mais il se promettait bien de se faire justice à lui-même, en s'ôtant aussi la vie.

Il était en proie à ces idées c'est-à-dire décidément dangereux, quand on prit le parti de le conduire à Charenton. Nous l'avons examiné avec soin ; il n'avait pas d'hallucinations ; il ne déraisonnait pas, loin de là, il répondait avec mesure, avec finesse, avec esprit même aux questions qu'on lui adressait, et saisissait parfaitement la portée de toutes les allusions que l'on pouvait faire à ses idées. Il se plaignait de violents maux de tête au sinciput, à l'occiput ; à la main ces parties du crâne nous ont paru plus chaudes que le front ; il était aussi tourmenté par des bourdonnements d'oreilles continuels.

K... a la tête bien conformée, le visage régulier, les yeux noirs très-expressifs ; quoiqu'il ait le front bas, il y a beaucoup d'intelligence dans sa physionomie qui respire surtout la douceur et la bonté.

Après quelques mois de séjour à Charenton, K... a pu en sortir dans un état de calme parfait ; ses maux de tête, ses bourdonnements d'oreilles avaient complétement disparu et avec eux ses mauvaises idées. Il nous a paru moins intelligent à son départ, qu'il ne l'était à son arrivée, alors qu'il était sous le coup de son accès, et fortement congestionné; ce qui nous donne lieu de croire qu'au moment où il est pris de délire impulsif et aussi à la fin de l'accès, ses facultés intellectuelles sont ordinairement surexcitées. Cette surexcitation a du reste été observée à la pension où il se montrait parfois très-intelligent, mais le plus souvent d'une intelligence médiocre.

VII. *Monomanie ambitieuse compliquée de paralysie générale.*— L..., 50 ans, éducation très-soignée, instruction rare, intelligence d'élite.

Croyances et pratiques religieuses à peu près nulles. Très-aimable, très-agréable en société. Bon camarade, excellent père. Caractère exalté, toujours en dehors des réalités de la vie; goûts et aptitudes remarquables, irrésistibles pour la peinture, la musique et surtout la littérature. Il négligeait ou plutôt il oubliait pour elles les devoirs de sa profession; il a changé cinq fois d'occupations. Il a essayé et abandonné tour à tour des carrières qui le tenaient trop, disait-il, dans le terre à terre de la vie pratique.

Il a publié successivement des ouvrages qui portent tous l'empreinte d'une exagération maladive. Les titres seuls en font foi : Magie, Révélation, Prophétie, Philosophie-photologie-photographie.

Sa mère avait un esprit étroit, presque borné. Son père était fort exalté. Deux frères, l'un mort aliéné; l'autre, très-distingué, mais plein d'exagération dans son langage et quelquefois dans ses actes.

Son naturel, toujours hors des voies d'une sage mesure, le portait à prendre si mal les choses de la vie que son existence n'a été qu'une longue suite de déceptions de toute sorte : dans ces derniers temps surtout, il a eu plus d'une déception littéraire.

Il a de tout temps fumé avec excès, mais il a fait surtout des excès prolongés de travail intellectuel.

Enfin, sans avoir eu des chagrins domestiques, il a dû souffrir de contrariétés continues ; sa femme, dont le caractère est l'opposé du sien, ne lui ménageant pas les reproches pour le ramener aux préoccupations de la vie réelle.

Trois mois avant son entrée à Charenton, l'exagération qui était comme le fond de son caractère s'est accusée davantage. Il était doux et facile à vivre, il est devenu irritable, d'une humeur chagrine et méchante. Il s'est mis à dire des mots piquants, à blesser par ses moqueries et ses sarcasmes tous ses amis ; au point qu'une dame entre autres, qui avait pour lui un certain enthousiasme, a fini par le mettre un beau jour à la porte.

Il a été pris en même temps d'idées et de désirs érotiques ; il n'avait plus ni réserve, ni retenue. Il a cédé à ces impulsions, et il a fait des excès de boissons et de coït qui ont aggravé encore son état.

A la suite de ces excès il est devenu triste et d'une sensibilité qui le portait à pleurer comme un enfant.

Cette période dépressive n'a pas duré longtemps. Elle a fait place à une confiance en soi, un entrain et une gaieté peu en rapport avec ses déceptions littéraires. Lui qui ne s'était jamais occupé de religion, il s'est mis à parler du Christ, de la Vierge et des Saints. Il a annoncé avec joie qu'il allait coucher avec la Vierge. Il a évoqué toutes sortes d'esprits : il a vu le Christ, il a entendu la voix des sages et des philosophes.

Le délire orgueilleux n'a bientôt plus eu de bornes. L... a annoncé qu'il venait d'acheter l'hôtel Pontalba. Écrivain comme il n'y en a jamais eu, il a fait un livre si beau que personne, dit-il, n'osera plus écrire. Il n'a qu'à penser pour faire une découverte : le chemin de fer aérostatique, le mouvement perpétuel et tant d'autres problèmes résolus vont lui rapporter une fortune colossale. Aussi est-il extrêmement heureux.

Mémoire et affections affaiblies.

Penchants érotiques impérieux.

Il ne soigne plus sa personne, il s'en va sale, déguenillé, quoiqu'il fût autrefois très-propre. Il erre au hasard, oublie de rentrer chez lui ; entre partout où il connaît quelqu'un, s'y installe comme chez lui, s'y déshabille à moitié pour se mettre à l'aise, s'invite à dîner et mange malproprement.

Dans les rues il achète tout ce qui lui fait envie sans se préoccuper s'il a assez d'argent pour suffire à ses fantaisies : entre autres inutilités, il a acheté un perroquet de 200 francs.

La maladie fait des progrès de plus en plus rapides ; sa famille ne sait quel parti prendre. C'est alors qu'il disparaît ; on cherche, on s'informe, on apprend qu'il a pris le chemin de fer ; on le rejoint à Beauvais et on se décide à le conduire à Charenton.

Tels sont les renseignements qui nous sont fournis sur L...

Il se présente à la visite dans une tenue de mendiant qui se complait dans la crasse. Souliers éculés, barbe inculte et longue qui donne à sa physionomie du reste très-fine un cachet étrange. Il commence par nous annoncer qu'il est tout-puissant et il répond à toutes les

questions qu'on lui adresse avec esprit et d'un air go-
guenard. Pas d'inégalité des pupilles, embarras léger
de la parole, gêne de la démarche ; il titube comme s'il
était ivre.

Sommeil nul. Goût perverti : il trouve tout exquis.
Voracité. Il est en proie à une surexcitation des facultés
intellectuelles qui le porte à parler avec volubilité, à
écrire, à peindre, à chanter. Ses idées de grandeur
sont à leur maximun. Qu'on en juge par ces vers de sa
composition :

> J'étais en poésie un timide embryon,
> Je connais aujourd'hui sa sublime action ;
>   J'étais comme un homme sans tête,
> Aujourd'hui de mon front je brave la tempête
>   Et la lumière de mes yeux
>   Est égale à celle des cieux !

> J'ignorais la musique et ma voix était fausse
> Maintenant j'improvise et chante un opéra,
> Ma voix de baryton vibre comme une fosse
> Et ma voix de ténor en femme vibrera.
>   Aux deux extrêmes ma voix touche.
>   Depuis le bruit du vent
>   Jusqu'au frémissement
>   De l'aile d'une mouche.

Il est le jouet des hallucinations les plus actives ; il
prend les aliénés qui l'entourent pour des génies ; leurs
confidences, leurs leçons, le rendent l'homme le plus
savant de la terre : « Quand je vais rentrer chez nous,
écrit-il à sa femme, qui donc pourra m'égaler en philosophie, en versification, en musique, en composition,
en peinture, en sculpture, etc. ? Personne, grâce aux
excellents principes que je tiens de mes maîtres ici. Je

suis leur plus intime favori, et le premier intelligent de Charenton, ce qui n'est pas peu dire..... Conserve cette lettre comme un dépôt de l'intelligence d'élite que j'ai acquise à Charenton ; qu'elle reste une preuve de ce qu'un fou peut produire quand il a vécu au milieu des docteurs en toutes choses dont cette maison est pleine ; qu'elle soit un témoignage éclatant de ce que l'esprit gagne au contact des génies, à l'ombre des arbres et sous les portiques de cette académie qui prime les premières ! »

Il s'agite tellement la nuit, qu'on ne peut le laisser dans les dortoirs où il trouble le repos des autres pensionnaires. On l'envoie aux agités. Il est pris de cholérine et un matin, à la visite, il vient à nous avec son vase de nuit à la main : « Flairez, messieurs, et admirez, s'écrie-t-il ; tout ce que je fais a la couleur et le parfum des roses ! »

Contentement absolu. Il entreprend une Bible en vers, en musique, et illustrée de dessins fort originaux dont chacun sera bien vendu une cinquantaine de mille francs ; il l'espère du moins. Dès qu'il sortira de Charenton, il ira chanter à l'Opéra et gagnera tout ce qu'il voudra ; il a 5,657 octaves dans la voix. Ses poésies lui rapporteront plusieurs milliards, « lesquels, écrit-il à sa femme, joints aux douze millions par an que va me donner Péreire, et au produit de mes locomotives terrestres et aériennes, faisant le tour du monde en vingt-quatre heures, avec la sage lenteur de l'ombre, me font l'homme le plus riche, le plus admiré de la terre, plus riche que tous les rois et tous les empereurs ensemble, plus admiré que tous les génies. Je parle déjà cinq langues, dont l'arabe. »

Depuis cinq mois qu'il est à Charenton, il n'a pas cessé d'être congestionné ; malgré les bains, les révulsifs, les saignées, cet état inquiétant persiste et entretient l'excitation. L'embarras de la parole est plus apparent ; il traîne un peu plus sa jambe droite ; l'état mental est le même ; il continue ses inventions, et il en fait toujours la peinture en vers.

Invention nouvelle :

C'est cette invention qui sera ma dernière,
Car elle fait la paix en supprimant la guerre.
Six forts canons rayés, partant en révolver,
D'eux-mêmes se chargeant entre deux murs de fer,
Tirant trente-deux coups au moins, à la minute,
C'est d'une armée entière ainsi forcer la chute !
Qui voudra donc se battre alors qu'un tel effort
A tous les combattants apporterait la mort !

Dans ce monde nouveau que mon esprit remue
Sous le souffle de Dieu, par Moi la terre mue.

Un interne lui ayant fait observer qu'il n'est pas le premier à illustrer la Bible et que, par suite, ses dessins n'auront pas le mérite de la nouveauté, il lui adresse le lendemain la lettre suivante : « Depuis que j'ai eu l'honneur de causer avec vous, mes idées se sont sensiblement modifiées. Je me sens trop fort pour me faire imitateur. Les gravures de la Bible ont été publiées par Gustave Doré. Je lui en laisse la responsabilité ; je crois avoir choisi mieux. Vous allez en juger :

Comme question d'art la Bible est un affront
Des gens les plus vaillants faisant rougir le front.
Ce ne sont, au plus doux, que fendements d'entrailles :
Un ange vient du ciel pour livrer des batailles !

Une armée en son camp brûle du feu des cieux !!
Une autre disparaît en un trou spongieux !!!

. . . .

. . . .

Vengeance, ignominie, atrocité terrible,
Voilà, juifs, à quel but aboutit votre Bible :
Parmi les nations en tous lieux dispersés
Vous laissez la ruine où vous êtes passés. —
Pour un pareil bouquin faire cinq cents images
C'est avilir l'artiste, et bafouer les sages !

Ce qu'il nous faut à nous, poétes au grand cœur,
Artistes inspirés, c'est gagner la hauteur
Du poète fécond, l'inimitable Homère,
Qui des dieux de l'Olympe absorba le tonnerre ;
Et, privé de lumière, ayant perdu les yeux,
En lui-même eut l'éclat et la splendeur des cieux !

C'est donc en nobles vers que nous suivrons Homère
Et la gravure aussi sera notre commère ;
On peut assurément y découvrir cinq cents
Sujets qui seront tous, pour le moins, ravissants.
Iliade, je veux que ta grâce payenne
Anime les doux yeux de la charmante Hélène ;

Je peindrai le serpent broyant Laocoon
Et ses fils dans ses plis, embrassement trop long !
Le beau berger Pàris, à la flèche acérée,
Le grand prètre Calchas à la mine assurée,
Achille et son Patrocle, Ulysse, Ajax, Nestor
Tout héros, combattant dans des armures d'or !

La paralysie générale suit, quoique lentement, sa
marche progressivement envahissante ; la dégradation
physique est beaucoup plus rapide que la décadence
mentale. La prononciation des mots devient plus difficile, la démarche plus gênée ; ses bras tremblotent
quand il les tient quelque temps étendus. Pour si
surexcitées que soient les facultés intellectuelles, on

voit cette belle intelligence sombrer lentement ; au moment même où elle jette ses plus vives lueurs avant de s'abîmer dans la démence, elle ne se connaît plus elle-même. L..., n'agit plus que par impulsion ; toute réflexion lui est désormais impossible ; il est animé, turbulent, loquace, *s'emparant de tout ce qui lui tombe sous la main* et se figurant que tout lui appartient.

Quand nous avons quitté Charenton, L... y était depuis neuf mois, et déjà ses facultés avaient considéralement baissé. A son entrée, il était, avons-nous dit, comme un homme ivre qui chancelle ; nous pouvons compléter la comparaison et ajouter aujourd'hui, comme un homme ivre qui déraisonne, ne sachant que vaguement où il est, ce qu'il fait, ni ce qu'il dit, mais content de lui, content de tout et de tous, riant et chantant à tout propos.

Nous l'avons revu récemment ; il est en démence.

§ III. — Appendice.

Folie raisonnante.

Manie sans délire de Pinel, Monomanie affective d'Esquirol, Monomanie raisonnante de Marc, Folie lucide de M. Trélat, Pseudomonomanie de M. Delasiauve.

Nous avons fait choix d'une observation de folie raisonnante qui nous a paru résumer à elle seule tous les cas de ce genre, attendu que le malade qui en est le sujet présente des symptômes, tantôt d'excitation maniaque, tantôt de monomanie, tantôt de lypémanie hypochondriaque ; attendu, en outre, que ses facultés morales sont affaiblies, que sa volonté est dominée par ses penchants, et qu'enfin ses facultés intellectuelles, bien que surexcitées et brillantes à de certains égards, sont manifestement lésées dans leur ensemble. Nous ne voulons pas, comme certains auteurs, faire de la manie raisonnante une classe à part ; nous ne voyons en elle qu'un état symptomatique. pouvant appartenir à toutes les formes de Folies, et rester circonscrit dans une seule, comme le prouve l'observation de G..., monomaniaque raisonnant, que nous avons exposée sous le titre *Lypémanie hypochondriaque*. Si donc nous présentons cette dernière observation séparément, hors du cadre général que nous nous sommes tracé, c'est parce que nous n'avons pas plus le droit de la classer avec les observations de délire général qu'avec les observations de délire partiel. puisqu'elle rentre tantôt dans un cas tantôt dans l'autre.

M... 48 ans, marié, a eu une vie exceptionnellement agitée : la série de ses entreprises et de ses échecs présente les vicissitudes les plus imprévues.

« D'abord nous y voyons quelque chose qui n'est pas encore la maladie et qui est déjà la prédisposition morbide. C'est une excitation caractérisée surtout par des espérances exagérées, alternant avec une dépression manifestée par un découragement extrême. Excitation et dépression qui expliquent les affaires entreprises et abandonnées en si grand nombre ; et qui, lorsqu'elles se montrent dans toute leur intensité, cessent d'être l'expression d'un caractère pour devenir l'expression d'un trouble mental. »

C'est ce qui frappe le plus dans l'examen des antécédents de M... « A un moment donné, sous l'influence d'une idée qui l'excite, qui le pousse aux entreprises les plus chimériques, M... pleinde satisfaction et d'orgueil se déclare accrédité par de puissantes maisons, protégé par M. Mocquard et d'autres personnages distingués, même par Sa Majesté. Puis, sous l'influence d'une idée qui le décourage, il change son langage d'entrepreneur satisfait en une plainte de victime persécutée ; il se déclare épié, menacé de piéges et de poison ; M. Mocquard devient un ennemi acharné.

« Cette succession alternative d'excitation et de dépression doit être notée, car elle constitue un des caractères les plus saillants de l'état mental de M...

« C'est ainsi que par degrés la prédisposition devient chez lui maladie, et que la versatilité prend le caractère d'un accès de folie.

« Nos informations précises sur ses antécédents ne remontent pas au delà de 1845. Pendant la période de dix-neuf ans qui s'écoule de 1845 à 1865, M... change vingt-quatre ou ving-cinq fois d'affaires ou de situation et presque autant de fois de domicile ou de résidence. Une fois, par l'effet même d'une de ces heures d'excitation qui poussent aux plus étranges hardiesses, il rencontre la fortune sans la retenir.

« En 1848, ce ne sont plus seulement les signes d'une humeur versatile, d'un esprit facile à surexciter ou à abattre qui éclatent tout à coup ; ce sont les symptômes les plus évidents d'un accès de folie qui aura plus tard de violentes récidives. »

De 1845 à 1848 il avait changé quatre fois d'occupation. En 1848, il se rendit du Havre à Paris chez son père, en armes, et tout animé du désir de le sauver quand rien ne le menaçait. Une autre fois, il alla du Havre à Fécamp, à pied et armé, y apporter la fausse nouvelle que le Havre était à feu et à sang.

Dans la seule année de 1850, il s'établit épicier successivement à Liége, à Marseille et à Toulouse. Même versatilité, mêmes évolutions rapides — plus de vingt — depuis 1850, au Havre, à Rouen, à Rennes, à Paris, à Londres où nous le retrouvons en 1861.

Ici commence le récit des symptômes dont l'explosion aiguë et violente n'aura lieu que deux ans plus tard, 1861-1863.

M... se rend en Angleterre à peu près sans ressources. Il a conçu le plan d'une large opération, et il a résolu de former une vaste compagnie. Pour les premiers frais de cette entreprise, il croit suffisante une somme relativement misérable, et il la demande à son gendre dont il invoque le concours.

Il lui écrit, en septembre 1861, pour le gagner à son projet, qu'il est fort de sa capacité, de l'appui des plus grands personnages, du crédit des plus riches capitalistes : cette fois aucun nom n'est mentionné. Il s'agissait, dit M... d'une compagnie internationale de commerce et d'industrie motivée par la situation nouvelle faite aux deux nations depuis le traité Anglo-Français. Mais cette entreprise n'est nullement expliquée dans ses lettres, pas plus que dans la circulaire destinée à la faire connaître. Comme son gendre ne répond pas à sa proposition, il s'irrite contre lui, et lui affirme que son opération marchera malgré lui, car son heure a sonné.

Le 25 avril 1862, étant à Rouen M... envoie à son gendre une dépêche que rien ne paraissait motiver, et qui l'appelle à une brillante destinée. Les jours suivants, il lui écrit qu'il voyage sur les ordres de l'Empereur, que ses capacités sont notoires, qu'il a été reçu à Compiègne, que MM. Mocquard, de Germiny, Pereire, etc., lui témoignent un vif intérêt et patronent son entreprise. Comme son gendre reste sourd à tout cela, il lui écrit des injures.

En juillet 1863, une lettre de dénonciation est lancée par M... contre son gendre pour des papiers, on ne sait lesquels, volés ou non restitués. Presque immédiatement après il part pour Londres avec cent francs dans sa bourse, mais riche de patronages et d'adhésions chimériques. Il loge à Londres chez une dame, y donne des signes de folie en réveillant une nuit en sursaut tous les pensionnaires par ses cris ; en soupçonnant cette dame de vouloir l'empoisonner, et en quittant la maison sans mot dire, sans payer, sans emporter ses effets.

C'est après ces actes de folie qu'il arrive au Havre en plein accès de délire maniaque, et que, le 4 août 1863, il est arrêté par la police, et conduit d'urgence à l'hospice. Il s'était armé d'une épée, et avait essayé d'en frapper une dame avec laquelle il vivait. — Oubliant ses devoirs de mari et de père, il a tout sacrifié à des femmes qu'il a successivement aimées, et contre lesquelles son délire a toujours fini par se tourner. — Il accuse celle-ci de lui avoir introduit dans la gorge de l'huile de croton tiglium. Il expliquait ainsi une sensation pénible qu'il éprouvait à la gorge. Il arriva à l'hospice avec un flacon d'urine qu'il voulait faire analyser à Paris ; et il y passa tout son temps à examiner ses chaussures qui, disait-il, contenaient du poison. Le Dr Lecadre, du Havre, chargé de l'examiner, fit sur son état mental un rapport dont voici les passages saillants : « il se croit entouré d'espions, d'ennemis, de trahisons. Sa loquacité extraordinaire, ses gestes, sa physionomie mobile et inquiète, tout annonce une surexcitation très-grande du cerveau et nous fait craindre qu'il n'attente à ses jours ou à ceux d'autrui. »

M... ne resta que quatre jours à l'hospice du Havre ; il fut conduit par son frère à l'établissement hydrothérapique de Bellevue. Le 11 du même mois, le délire avait totalement changé de forme. Il écrivit à son gendre une lettre d'excuse et de pardon, et dans cette lettre, il parlait avec une sorte d'orgueilleuse exagération, de l'excellence de l'établissment du prix probablement élevé du traitement, du chiffre énorme auquel il pouvait évaluer le sacrifice de sa famille « qui, disait-il, ne ménage rien. »

« Au commencement de l'année 1864, à la suite d'une scène de réconciliation avec son père, apparurent les premiers symptômes d'un nouvel accès, empreints tout d'abord d'une certaine excitation, et bientôt après d'un véritable délire. Dans cette circonstance, on peut voir l'action morbide des émotions sur l'état mental de M...; M... lui-même interprète cette action en disant qu'après sa réconciliation avec son père, les exigences de sa situation nouvelle vis-à-vis de lui, le forçaient à des courses nombreuses, et que cette vie agitée et ce régime nouveau portèrent atteinte à sa santé, au point qu'il conçut des soupçons contre la personne avec laquelle il habitait. Le trouble de la raison ne tarda à prendre, comme au Havre en 1863, tous les caractères d'accès d'un délire général avec hallucinations, illusions des sens, conceptions délirantes, croyance à des persécutions, à des tentatives d'empoisonnement, agitation, menaces, actes de violence. »

C'est pour soustraire M... aux conséquences de son accès qu'on le conduisit, de son plein gré du reste, dans la maison de santé des Drs Mesnet et Motet, le 15 mars.

Il était déjà moins agité, mais il avait encore des idées d'empoisonnement, il interprétait d'une manière fâcheuse ce qui se disait ou se faisait autour de lui, il sentait au bout de ses doigts une mauvaise odeur, il était aux prises avec toutes sortes d'inquiétudes sur sa santé, il avait repris l'idée qu'on avait badigeonné sa gorge avec de l'huile de croton tiglium, il pensait que le médecin du Havre dont on avait produit le certificat n'était qu'un espion.

Le délire hypochondriaque succédait au délire maniaque. Il se développa, dura plusieurs jours et le rendit fort incommode.

Soumis le 6 avril 1864 à l'examen de MM. Parchappe, Baillarger et Cruveilhier, ces médecins constatèrent « que l'état de délire général avec les hallucinations et conceptions délirantes s'était graduellement affaibli depuis l'entrée dans la maison de santé, et paraissait avoir cessé d'exister, sauf la persistance encore très-appréciable de surexcitation cérébrale ; mais que, malgré la disparition du délire général, des hallucinations et des conceptions délirantes fixes, il était impossible d'admettre à ce moment chez M... un retour complet à la raison ; attendu que, dans le compte-rendu des faits et dans les explications qu'il donnait de sa conduite et de ses motifs, se retrouvaient les données essentielles de la folie ambitieuse. »

En effet, « lorsque le délire se calme, il est plutôt dissimulé que dissipé ; il tend à se produire avec une intensité nouvelle soit à la suite d'une excitation violente ou prolongée, soit à la suite d'une émotion triste ou d'une inquiétude plus ou moins vive.

« Depuis le 15 mars, M... est dominé par une préoccupation qu'il est nécessaire de signaler : il veut démontrer qu'il n'est pas aliéné, qu'il ne doit être ni séquestré, ni interdit. Cette préoccupation fort naturelle du reste étant donnée, voici ce que nous avons observé : D'une part, son exaltation est extrême quand un événement qu'il interprète favorablement l'impressionne et l'émeut. Il rayonne alors d'espérance et de fière assurance.

D'autre part, une dépression profonde succède au moindre incident capable selon lui de compromettre la solution désirée. »

Quand il est dans la voie plus ou moins chimérique de l'espérance comme il y était à la suite d'un interrogatoire qu'on lui fit subir, le 16 juin, il est d'une expansion exubérante, sa confiance en lui-même est sans bornes, il n'aura pas besoin d'avocat, il plaidera lui-même sa cause. Sous l'influence de cette surexcitation des facultés intellectuelles, il rédigea des notes et il ne cessait pas d'écrire d'abord à un avoué, puis à l'avocat qu'il avait choisi. Il adressa des lettres amicales à des personnes qu'il connaissait à peine, à un curé entre autres qui déclina toutes relations d'amitié avec lui.

Quand il est dans cet état il s'adresse aux plus grands personnages, au préfet de police, au ministre de l'intérieur, à l'Empereur.

Le 12 janvier 1865, il apprend qu'une consultation est provoquée par son gendre et qu'il va être examiné par les Drs Tardieu, Calmeil, et Cerise; il écrit aussitôt à l'Empereur. Voici un extrait de sa lettre :

« Sire,

Depuis dix mois que je suis condamné à la plus désastreuse séquestration, ma pensée n'a cessé de suivre les admirables travaux de Votre Majesté, et souvent j'étais assez indiscret pour ne pouvoir concentrer en moi-même mes impressions. Aujourd'hui plus que jamais mon cœur se réjouit dans l'extase d'une reconnaissance profonde, indéfinissable.

..... Votre Majesté ne voudra pas, je l'espère, me laisser dans une plus longue incertitude, car j'ai des devoirs bien importants à remplir ; ma famille me préoccupe énormément ; — puis une ère commerciale semble vouloir apparaître. Votre Majesté fait appel à toutes les intelligences ; j'ai donc le droit à mon tour de revendiquer la faveur d'être utile à mon pays, en exposant à Votre Majesté mes opinions sur l'enquête réclamée par la Banque de France, et dont tout l'honneur lui restera.

« J'attends avec respect de Votre Majesté une juste et loyale décision. »

Les personnes qu'il rencontre alors dans la maison où il est placé sont accablées du récit de ses démarches, de ses plans de défense, de son prochain triomphe ; tout entier à l'expression loquace d'une satisfaction difficile à expliquer, il lasse tous ses involontaires confidents qui le fuient.

Quelques jours après, quand M.... est dans la voie opposée, quand il est sous l'influence d'une impression ou d'une idée qui le trouble dans sa satisfaction, d'une déception ou d'une inquiétude, il tombe tout à coup dans un état violent d'hypochondrie. Ses préoccupations sur sa santé prennent rapidement la proportion d'un véritable délire. C'est alors qu'il se plaint des plus graves maladies. En proie à une anxiété extrême qu'il ne peut dissimuler, il tâte son pouls, interroge les battements de son cœur, examine la température de son corps ; il regarde sa gorge, il explore ses excrétions, il goûte ses urines qu'il trouve salées, ce qui l'effraye. Il accuse les médecins d'être intéressés à sa perte et les médicaments d'être falsifiés. Il est poursuivi par des odeurs étranges. Il demande son transfert à Charenton où il espère qu'il sera plus en sûreté.

Il voit partout des signes d'une fin prochaine. Dans cet état il fatigue de ses plaintes ceux qui l'écoutent, de même que dans la situation d'esprit opposée, il les fatiguait de ses espérances.

Les causes de l'explosion de ce nouvel accès de délire hypochondriaque ne sont autres que l'annonce de la con-

sultation provoquée par son gendre dans le but de le
faire interdire, et la nouvelle de la mort de M. Mocquard. Il témoigne une profonde tristesse pour la perte
regrettable que l'empereur vient de faire, et une vive
anxiété relativement au pardon que M. Mocquard à la
dernière heure ne lui a peut-être pas accordé pour ses
injustes soupçons d'empoisonnement et de persécution.
Sous l'influence de cette pensée les préoccupations de
maladie deviennent plus vives encore. Comme il éternue avec force et souvent, il ne songe pas que l'énorme quantité de tabac qu'il prise en est la cause, et il
se croit menacé d'une grave maladie du cerveau. Il
va plus loin. Dans un moment de vive préoccupation
relativement à l'issue de son procès, il lave un mouchoir bleu que le tabac avait jauni, et voyant l'eau
prendre une teinte bleue, il se plaint d'une tentative
d'empoisonnement faite au moyen du bleu de Prusse.

Le 16 janvier 1865. MM. Tardieu, Calmeil et Cerise
viennent l'examiner ; ils l'observent à une autre reprise
et ils constatent que, « au milieu de ces alternatives d'excitation et de dépression, lorsqu'il est soumis à un examen qu'il a prévu, il est capable de dissimuler ce qui
peut faire mettre en doute l'intégrité de sa raison, de
justifier des actes qu'on lui a déjà objectés et qu'il sait
bien qu'on lui objectera encore. Il a une réponse prête
pour tous les arguments qu'il a prévus. Là où il y a
évidence, il reconnaît le fait *en l'interprétant* selon les besoins de sa cause. Ainsi il admet les accès d'août 1863
et de mars 1864 en les rattachant à des accidents fébriles et congestifs. Il invoque même ces accidents pour
expliquer ses accusations d'empoisonnement, ses appels
à de prétendus patronages. Ainsi dans l'interrogatoire

du 16 juin 1864 où le magistrat lui demanda des explications sur ses prétentions à la protection impériale, et sur sa réception à Compiègne, il exprima son étonnement de voir le nom de l'Empereur mêlé à de telles affaires. Ce qui est certain, c'est que ses accusations d'empoisonnement et ses prétentions à une auguste protection se sont fait jour en dehors des deux accès auxquels il les rattache, mais avec cette différence qu'en dehors des accès il pouvait les dissimuler quand il le croyait nécessaire.

« M..., ajoute le rapport que nous citons, a toute l'habileté d'un plaideur qui ayant longuement médité sur les arguments de son adversaire, n'a d'autres préoccupation que d'y répondre ou de les éluder.

« Il n'en est pas ainsi quand M... n'est point interrogé officiellement, ou lorsqu'il se croit libre de toute surveillance, ou bien lorsqu'un argument qu'il n'a pas prévu le saisit à l'improviste. Alors le regret de n'avoir pas répondu d'une manière satisfaisante lui donne des accès d'hypochondrie pendant lesquels il se plaint des maux les plus graves.

« C'est ce qui a eu lieu lorsque nous venions de lui demander s'il préférait sortir de la maison de santé en perdant sa liberté civile, ou conserver sa liberté civile en restant dans la maison de santé.

« Quelquefois, poursuit le même rapport, il ne peut dissimuler son douloureux embarras. Nous lui demandions un jour pourquoi arrivé à Londres avec de puissants patronages, de brillantes adhésions, il s'était adressé à un homme alors condamné, fugitif et malheureux, oubliant que deux fois il avait échoué dans un emploi que ce même homme lui avait donné pendant son éphémère prospérité. Il ne répondit point et sa physionomie prit une expression de découragement.

« Pour bien apprécier l'état mental de M..., il faut qu'il ne soupçonne pas l'intention des personnes qui lui parlent ; n'ayant aucun intérêt à dissimuler ses conceptions les plus compromettantes, il les exprime sans détour.

« Quand nous lui demandions s'il avait l'intention, une fois rendu à la liberté, de tenter de nouvelles affaires, il répondait qu'il avait résolu d'y renoncer, de se retirer à la campagne, d'y vivre économiquement. Mais si dans le cours d'une conversation avec les personnes qui l'entourent, on lui parle de la médiocre fortune qui lui reste, il ne dissimule plus son espoir d'améliorer sa position en se livrant à quelques entreprises. »

Il en est de même de ses préoccupations hypochondriaques et de ses soupçons d'empoisonnement :

« S'il ne se croît pas observé, il ne les dissimule pas, il fatigue ses voisins de ses doléances ; s'il se croit observé, il s'abstient d'en parler. »

Voici les conclusions de ce rapport :

« L'état mental de M... est aujourd'hui ce qu'il a été longtemps avant l'accès d'août 1863. Il est sujet à des conceptions délirantes qui, plus ou moins susceptibles d'être dissimulées en raison de leur intensité, tantôt l'excitent, tantôt le dépriment. Les premières, caractérisées par un sentiment morbide de satisfaction le portent à toutes les témérités ; les secondes, caractérisées par un sentiment morbide de persécution le portent au découragement, à l'irritation, et tendent en l'exaspérant, à se transformer en véritables accès analogues aux deux derniers. »

M... fut interdit; ce qui ne l'empêcha pas de concevoir de nouveau les projets les plus aventureux. D'après un certificat de M. le Dr Motet « M... a présenté depuis cette époque une folie ambitieuse caractérisée par l'exagération du sentiment de supériorité, et par la croyance à de hautes destinées auxquelles l'appellent ses aptitudes financières. »

Puis il fut pris d'un accès de mélancolie, ne se crut plus en sûreté et demanda encore à être transféré à Charenton (1).

Il arriva à Charenton le 3 août 1863.

Au moment de son entrée, M... était calme, sa tenue était bonne; en le faisant causer, on constatait en lui quelques idées de tristesse et d'hypochondrie entées sur un délire orgueilleux très-actif.

Au commencement du mois de septembre son état de calme ne s'était pas démenti, mais il avait tellement obsédé ses camarades du récit de ses aventures et de ses projets, que tous les pensionnaires l'évitaient. Il ne tarda pas à avoir des discussions très-vives et à se brouiller avec la plupart de ceux qu'il avait d'abord fréquentés.

Le 2 septembre, quoiqu'il n'eut rien demandé aux médecins, quoiqu'il ne leur eut exprimé aucun besoin, ni aucun désir, il adressa à l'Impératrice la lettre suivante :

(1) Tous ces renseignements sont extraits des rapports du Dr Lecadre du Havre , des Drs Parchappe , Baillarger , Cruveilhier, et surtout de celui de MM. Tardieu, Calmeil et Cerise, que nous avons copiés presque textuellement. Nous nous sommes borné à coordonner les faits et à les présenter dans un ordre chronologique.

Madame,

« L'Empereur, notre souverain, en plaçant sous l'égide suprême de Votre Majesté la maison impériale de Charenton, a donné à votre bienveillante intention le droit si doux de tendre une main secourable à toutes les infortunes réelles justifiées. Je viens donc plein de confiance implorer votre haute assistance, convaincu que mes misères auront assez de poids pour obtenir une solution favorable ; mes titres à cette faveur résident dans un dévouement inébranlable basé sur les convictions les plus sincères, les plus respectueuses.

« Pendant dix-sept mois j'ai été renfermé dans une maison de santé privée. Pensant être mieux en rapport avec les miens, j'ai demandé mon transfert à Charenton, et voilà que depuis un mois je suis privé de toutes nouvelles ; de telle sorte que j'ignore si un jour une âme charitable songera à me rendre à la liberté, afin que j'accomplisse le devoir le plus cher à mon cœur, celui de fermer les yeux à mon vénéré père..... »

Pendant ce temps, il adresse des lettres, non pas à son père ni à sa femme, mais à la personne avec laquelle il vivait au moment de sa séquestration. Il devient violent et aggressif avec les autres pensionnaires ; il ne peut se maintenir à la première division, où sont placés les malades calmes.

CHAPITRE IV.

QUELQUES CONSIDÉRATIONS MÉDICO-LÉGALES.

> Il n'y a ni crime ni délit lorsque le prévenu
> était en état de démence, imbécillité ou fureur
> au temps de l'action, ou lorsqu'il a été contraint
> par une force ou par des menaces auxquelles il
> n'a pu résister.—Pour constater qu'un individu
> est furieux, dément ou imbécile, il faut une
> exploration médicale par des experts en présence
> d'un juge.—En matière criminelle, le juge doit
> sans cesse avoir égard à l'état de l'esprit d'un
> prévenu, et regarder spécialement si le criminel
> a agi avec pleine conscience. Ce sera la mission
> de l'expert de donner son avis sur la cause du
> dérangement mental et sur son origine probable
> CODE PRUSSIEN.

§ I. — *Difficultés du diagnostic de la folie, en dehors de la compétence médicale.*

Les malades, dont nous venons d'esquisser l'histoire
pathologique, étaient presque tous extrêmement con-
gestionnés au moment où ils présentaient au summum
cet état de surexcitation intellectuelle que nous nous
sommes attaché à faire surtout ressortir. Quand le sang
afflue ainsi au cerveau, il ne peut qu'exciter vicieuse-
ment ce viscère, principalement chez les aliénés. Toutes
leurs pensées, toutes leurs actions, portent alors l'empreinte d'une impulsion irrésistible et fatale. Il est rare
que l'éclat anormal de l'intelligence qu'ils présentent
quelquefois sous cette influence, ne coïncide pas avec la

perpétration d'actes répréhensibles, prévus et punis par la loi. Que l'on se reporte à l'observation de ces malheureux criminels dont l'aliénation mentale a été à bon droit soutenue ou seulement soupçonnée par des médecins, on verra que l'état congestif du cerveau a été, chez eux, presque toujours signalé (1).

Nous devons insister sur ce fait important pour mieux faire remarquer que la plupart des fous qui sont le sujet des observations précédentes ont présenté des tendances à mal faire, au moment même de la surexcitation de leurs facultés intellcetuelles. Ils ont eu le bonheur d'être séquestrés à temps : si, loin de leur famille ou sans famille, ils s'étaient trouvés comme tant d'autres livrés à eux-mêmes, au lieu de les voir dans les asiles, soignés, quelquefois guéris, toujours protégés contre leurs mauvaises impulsions, nous les aurions vus infailliblement devant les tribunaux où leur folie eut pu être contestée et méconnue, d'autant plus qu'ils auraient été probablement amenés devant les juges à la période de déclin de leur accès, alors qu'ils sont susceptibles de parler, d'écrire et d'agir comme tout le monde.

Si A...., se croyant Dumolard, eut consommé son attentat sur la bonne, on l'aurait conduit en prison. Là, comme à l'asile, il aurait parlé de ses remords et de ses forfaits, il aurait fait sa pièce de vers, si remarquable, à l'Empereur ; huit jours après, il aurait paru devant

---

(1) Déposition du concierge de la Force dans l'affaire Papavoine : « Cette homme était quelquefois dans un état épouvantable, il avait des moments de fureur, il ne disait pas grand'chose, mais ses cheveux se hérissaient, et c'est la seule fois que j'ai vu des cheveux se hérisser ainsi. Sa figure alors devenait d'un rouge très-vif; il épouvantait jusqu'aux soldats qui l'environnaient. »

les magistrats dans l'état où il se montra à la table du médecin, pouvant déjà soutenir une conversation raisonnable. Le juge d'instruction l'aurait peut-être vu en plein accès, mais, comme au moment du jugement il aurait été rétabli, on l'aurait soupçonné d'avoir voulu simuler.

Si B..., ayant à répondre de quelque acte de violence commis dans l'état d'excitation que nous avons signalé, se fut avisé dans son interrogatoire de répliquer au juge d'instruction, comme il répliquait à M. Calmeil, en parlant des poils de ses moustaches et en se bandant les yeux avec son mouchoir, cet honorable magistrat, ayant sous les yeux les charmantes « nouvelles » que ce malade se plaisait à écrire au même moment, n'aurait pas manqué d'arguer de ces faits contradictoires pour conclure à une simulation grossière.

Passons les observations de Mlle C..., de D..., de E..., dont les antécédents pour la première, et les accès convulsifs pour les deux autres, auraient suffi sans doute à la preuve de leur folie.

Si F... s'était armé de sa barre de fer ailleurs qu'à Charenton, s'il avait rencontré et frappé un être faible, incapable de résistance, un enfant, une femme, un vieillard, et s'il les avait tués ; si G..., pendant son évasion avait commis quelque viol, ce qui était à redouter dans l'état où il se trouvait, qu'auraient pensé les magistrats de ces hommes qui, même au plus fort de leurs accès, ne cessent pas d'être spirituels, éloquents, et d'allier à leurs impulsions maladives une surexcitation des facultés intellectuelles qui leur permet de produire de charmantes poésies ?

Le monomane H... est assez calme à Charenton où

personne ne l'a jamais contrarié qu'avec ménagements
dans ses idées délirantes ; où, son incurabilité bien
constatée, on le laisse déraisonner à son aise. Mais sup-
posez-le au milieu d'un grande ville où son costume
étrange, ses allures de grand prêtre, et ses allocutions
de papé-roi ameuteraient les enfants et nécessiteraient
l'intervention de la police, il réagirait fatalement contre
ce qu'il regarderait comme un système de persécutions
surexcitées par les usurpateurs de son pouvoir, et, sans
nul doute, il se porterait à quelque acte de violence. Le
monomane I..., en liberté, irait s'installer sur ses prétendus domaines, et, de par le droit de légitime défense, il ferait un mauvais parti à quiconque aurait la
hardiesse et la prétention de l'en déposséder ; en outre,
il irait faire des scènes à ses *égaux* si, méconnaissant son
égalité, ils refusaient de partager leurs appointements,
et au besoin leur table et leur domicile avec lui. Il faudrait donc, tôt ou tard, mettre la main sur eux. Retenus
en prison, c'est-à-dire mis à l'abri des nombreuses
excitations du dehors, il est probable qu'ils repren-
draient les allures relativement calmes de leur état mental ordinaire ; qu'ils pourraient, comme à Charenton,
converser raisonnablement sur les questions qui ne
touchent pas à leur délire ; et les médecins auraient de
la peine à faire comprendre aux magistrats que de tels
hommes sont irresponsables de leurs actes.

Supposons que Mlle J... eût été prise de ses accès de
monomanie religieuse loin de Paris, au fond de quelque
pays ignorant et superstitieux : on aurait crié au miracle ; on ne l'aurait pas soignée ; sa monomanie serait
passée à l'état chronique, et un beau jour, aveuglée par
son délire, poussée par ses hallucinations, elle aurait

engagé peut-être une lutte acharnée contre le démon, c'est-à-dire contre son père qu'elle voyait sous les traits de Satan. Si elle l'avait tué dans un de ces moments de surexcitation qui n'apparaît qu'à la fin de ces sortes d'accès, qu'auraient pensé les juges en se trouvant en face d'une personne éminemment raisonnable, puisque dans l'intervalle des accès sa raison semblait reprendre tous ses droits? S'ils avaient négligé d'en appeler aux lumières des médecins experts, auraient-ils pu voir sa folie ?

K... n'a pas été loin d'assassiner son frère et sa mère. Si l'on n'avait pas eu l'œil sur lui de longue date, si on ne l'avait pas conduit à Charenton assez tôt pour éviter ce double meurtre, le juge d'instruction aurait vu arriver devant lui un jeune homme intelligent, ne déraisonnant *jamais*, plein de douleur de son forfait. L'éducation maternelle n'a servi chez lui qu'a développer le sentiment du bien et du mal; elle n'a pu triompher des impulsions qui le poussent au mal. Tout autre, né avec les mêmes prédispositions, élevé dans de moins bonnes conditions, aurait cédé à ses impulsions sans lutte et sans remords. Si donc K... avait eu une mère moins intelligente, moins dévouée, moins prévoyante, qui, au lieu de s'appliquer à le réformer dès sa première enfance, l'aurait abandonné à ses mauvais instincts, c'en était fait : il n'aurait pas hésité, il n'aurait pas eu des remords anticipés au moment où il sentait ses impulsions devenir de plus en plus vives, il n'en aurait pas fait la confidence à une amie de sa famille, le crime, nous nous trompons, le malheur eût été consommé! Et malgré tous les efforts de cette éducation même, si la monomanie impulsive avait fait explosion subitement, si elle

était arrivée d'emblée à son summum, n'eût-elle pas été
irrésistible? Des cas pareils se sont quelquefois présentés devant les tribunaux. Quand un médecin, peu soucieux des idées reçues et fort de la connaissance de faits
analogues, n'hésite pas à venir dire aux jurés : «Ce
prétendu malfaiteur n'est qu'un monomane; il est irresponsable, il est fou,» M. Legrand du Saulle nous
apprend qu'il s'expose à semer l'incrédulité dans le
prétoire. Il donne l'occasion au ministère public de faire
quelque belle harangue tendant à démontrer la raison
parfaite de « ce misérable poussé uniquement au crime
par la soif du sang;» et il entend traiter de philan-
trhopes dangereux les aliénistes «qui voient des fous
partout.» (1)

L... n'interrompait ses découvertes, sa peinture, ses
compositions musicales ou poétiques, que pour mettre
dans ses poches et pour s'approprier tout ce qui lui
tombait sous la main. S'il avait commis ces vols avant
son entrée à Charenton, nous doutons fort qu'on l'eût
trouvé fou. Nous avons le droit d'en douter, en nous rap-
pelant l'étonnement du médecin qui le conduisit à Charenton lorsque, après deux minutes d'examen, l'interne
de garde porta devant lui le terrible pronostic *incurable :*

(1) Toutes les fois qu'un homme apporte une idée nouvelle, il
dérange un préjugé ou un abus. L'abus, c'est la propriété de quelqu'un ou de quelques-uns ; le préjugé, c'est un oreiller, tout le
monde dort là-dessus tranquillement; on vient vous secouer la tête,
c'est désagréable; alors s'élève un *tolle* contre le nouveau venu ; on
dit : c'est un perturbateur, il faut s'en débarrasser. Mais comme de
nouvelles générations s'élèvent et que c'est le rôle de la jeunesse
de s'emparer des idées nouvelles, ces générations en grandissant
les apportent avec elles et les font triompher.—Ed. Laboulaye : Cours
de législation comparée.

c'était pourtant un homme instruit; mais, ne s'étant jamais occupé jusque-là d'aliénation mentale, il ne connaissait pas la paralysie générale; il avait diné avec son client huit jours auparavant, et il ne s'était pas aperçu qu'il en présentait tous les symptômes; il n'avait vu dans ses idées de grandeur qu'une exagération de caractère; il n'avait songé à la folie qu'après la fuite inexplicable de L... en province, encore ne se doutait-il pas de la gravité de l'affection à laquelle il avait affaire. Quand on lui montra l'hésitation légère de la démarche, le frémissement à peine appréciable des muscles des lèvres, il sut, il est vrai, rapporter à la lésion du cerveau ces symptômes insignifiants pour le vulgaire, significatifs pour le médecin; il fut de suite convaincu. Un magistrat l'eût-il été? Admettons-le; mais si ce magistrat, s'en rapportant à sa propre perspicacité n'eût pas cru devoir appeler à son aide l'expérience d'un expert, aurait-il deviné l'élément morbide, aurait-il vu la lésion des méninges et du cerveau à des signes si peu apparents que dans le monde ils passent toujours inaperçus?

Que dirons-nous de M... qui ne se trouve implicitement dans son observation, si on veut bien se donner la peine de la méditer?

Ces sortes de fous, ces persécuteurs qui se disent et se croient toujours persécutés sont les fléaux des asiles, des familles, des personnes après lesquelles ils ne cessent de s'acharner dans la passion de leur délire qu'ils savent si bien dissimuler. Quand ils sont intelligents, instruits, quand leur folie raisonnante ne prend pas le caractère d'accès qui permet de mettre le doigt sur leurs aberrations de telle façon que les désordres de leur état mental sautent aux yeux de tous, alors ils font quelquefois

passer leurs convictions dans les esprits les plus difficiles à abuser.

Ces malades choisissent presque toujours pour théâ-
tre de leurs folles entreprises les grandes villes où les
attire l'espoir d'y pouvoir donner mieux qu'ailleurs l'essor à leur caractère aventureux ; aussi y 'en eut-il de
tout temps à Charenton. C'est un triste privilége ; à
peine arrivés dans les asiles, comme ils y sont à l'abri
des agitations de toute sorte que leur esprit remuant et
inquiet leur fait rencontrer à chaque pas quand ils sont
en liberté, ils s'y maintiennent dans un état de calme et
de raison apparente, au besoin même ils y dissimulent
leurs convictions délirantes, ce qui leur en fait ouvrir
les portes ; à peine dehors, comme l'amour-propre, le
besoin de paraître, un orgueil démesuré sont les points
dominants de leur caractère faussé, le premier usage
qu'ils font de leur liberté est de prouver à tous qu'ils
n'ont jamais été fous ; et, pour mieux y réussir, pour
avoir ce qu'ils appellent une revanche éclatante, ils atta-
quent les médecins qui ont eu le tort de constater leur
folie. C'est ainsi qu'en 1825 M. Bautier, avocat, publia
un plaidoyer très-curieux dans le but de prouver qu'il
n'avait jamais été fou, et que c'était à tort qu'on l'avait cru
privé de raison ; en conséquence il avait intenté une action devant les tribunaux contre les médecins qui avaient
contribué à sa réclusion dans une maison d'aliénés où il
avait été conduit par surprise, retenu et traité malgré
lui. C'est ainsi que M. d'Arzac, en 1826, gagnait si bien
la confiance de Dupin, que ce jurisconsulte n'hésita pas
à lui rédiger une consultation où nous trouvons entre
autres passages singuliers : « La monomanie dont on vous
accuse est une absurdité. Elle est réfutée à mes yeux par

vos lettres autographes, par vos conversations avèc celui
de mes confrères qui vous a plusieurs fois visité.... » Or
il fut démontré que depuis vingt-cinq ans M. d'Arzac
avait été mis plusieurs fois en prison, ou à Charenton,
ou éloigné de Paris, toujours pour le même motif ; pour
avoir adressé ses hommages dans le style le plus ordu-
rier successivement à la femme du premier consul, à la
reine Hortense, à Marie-Louise, à la duchesse d'Angou-
lême, à la duchesse de Berry et à une foule d'autres
dames de la cour. «M. d'Arzac, dit Georget, a constamment nié d'être l'auteur de ces écrits, et s'est toujours
plaint d'être victime de complots, d'ennemis acharnés
à sa perte, de la haine des gouvernements et des ministres. Cependant il a été déclaré aliéné maintes fois dans
des rapports de préfets de police, de directeurs et de
médecins de Charenton, de médecins du bureau central
des hôpitaux ; et, en dernier lieu, MM. Esquirol, Fer-
rus et Marc ont déclaré à la requête des juges d'instruction que les faits imputés à M. d'Arzac caractérisent un
genre de monomanie ; que, s'ils sont vrais, M. d'Arzac est atteint périodiquement de cette maladie depuis
vingt-cinq ans et que c'est dans un accès qu'il a écrit
dernièrement à la duchesse de Berry. Quant aux dénéga-
tions du prévenu et aux explications qu'il donne du système de persécution dirigé contre lui, ce n'est pas à nous
à faire observer qu'il serait assez surprenant que les ad-
ministrations si diverses qui se sont succédées en France,
depuis vingt-cinq ans, se fussent léguées une sorte de
haine éternelle contre un individu dont elles n'avaient
point à se plaindre. »

Ces faits, historiques, montrent combien il est difficile
de maintenir séquestrés dans les asiles ces malades qui

ont le triste privilége de garder dans leur folie toutes les apparences de la raison ; ils expliquent comment, à des époques diverses, des hommes intelligents, mais qui ne savent rien de la folie, ont pu se passionner pour eux à la lecture de leurs habiles et éloquentes protestations ; ils justifient enfin le découragement des aliénistes, qui perce dans cette conclusion d'un mémoire lu récemment à l'Académie des sciences par M. Brierre de Boismont : « Lorsque le fou raisonnant dissimule ses conceptions délirantes, fait naître le doute, ne commet pas d'acte nuisible, le seul parti à prendre est de le laisser en liberté, en le prévenant qu'il est l'arbitre de son sort. »

L'arbitre de son sort ! le fou raisonnant est-il donc maître de ne pas commettre d'actes nuisibles ? pas plus que l'épileptique d'avoir, à leur heure, ses attaques. Il ne peut commettre d'acte nuisible à l'asile, il en commettra au dehors. Or, la société veut être protégée ; elle demandera donc compte à ce malheureux de sa conduite, et vous ne l'aurez repoussé des asiles que pour le jeter sur la voie des prisons.

C'est ainsi que si l'on mettait M... en liberté, il s'armerait tôt ou tard, comme il l'a déjà fait par deux fois, contre ses prétendus empoisonneurs ; et des juges qui, sur l'avis des médecins, ne l'auraient pas trouvé assez fou pour le laisser séquestré, ne pourraient le trouver assez fou pour le déclarer irresponsable.

En résumé, toutes nos observations, choisies dans les diverses formes de l'aliénation mentale, prouvent combien il est difficile à des magistrats de juger par eux-mêmes de la folie de la plupart des aliénés. Elles montrent qu'un certain nombre de fous, pour si fous

qu'ils soient, conservent une dose d'intelligence souvent
supérieure à celle de beaucoup d'hommes sensés : Ce qui
fait ressortir l'erreur de ces avocats qui, ne tenant
aucun compte de l'élément morbide des organes, si fréquemment saisissable dans la folie, et cherchant, en
dehors des données de l'expérience et de l'observation
médicales, le critérium des maladies mentales, ont cru
le trouver dans l'appréciation pure et simple des facultés
intellectuelles, de leur trouble ou de leur affaiblissement; et qui, par suite, ont proclamé cet axiôme: « Il
suffit du simple bon sens pour reconnaître la folie; »
erreur pitoyable, paradoxe dangereux dont tant de faits,
heureusement, démontrent tous les jours la fausseté.

§ II. — *De la compétence du premier venu dans le diagnostic de la folie.*

Le point de vue sous lequel nous nous sommes placé
ne nous a permis de produire que des œuvres de malades en plein accès de délire; mais, en dehors de ces
accès, la plupart sont capables, nous l'avons déjà dit,
de causer, d'écrire, d'agir comme s'ils étaient raisonnables, puisque leurs idées délirantes ne se font jour
que lorsque l'on en provoque la manifestation : c'est
donc alors qu'ils produisent des œuvres d'une valeur
réelle dans les lettres, dans les sciences, dans les arts.
Croit-on que l'état mental de pareils hommes puisse
être jugé par un ignorant, par un rustre, par le premier
venu comme on n'a pas craint de l'affirmer?

Parmi ces esprits distingués, quoique aliénés, les uns
ont conscience de leur déchéance relative, les autres
ne sauraient l'admettre. La folie de ces derniers est

d'autant plus difficile à reconnaître qu'ils mettent toute leur intelligence au service de leurs idées fausses, et leur intelligence est telle qu'ils font quelquefois des prosélytes. C'est ainsi que Fénelon se laissa prendre à l'éloquence enthousiaste et persuasive de Mme Guyon, que Dupin crut à l'intégrité d'esprit du monomane d'Arzac. Mais Fénelon et Dupin, toutes proportions gardées, étaient des hommes d'élite; le public doit être moins difficile à séduire. Pour l'abuser, en effet, il n'est besoin ni de talent ni d'éloquence. N'avons-nous pas vu, de nos jours, des chaudronniers s'ériger en prophètes et en imposer à la foule ? Que M. Elias Regnault lise la *Gazette des Tribunaux* du mois dernier (1). Il y trouvera l'histoire d'un chaudronnier-ébéniste-prophète dont M. le Procureur impérial de Bordeaux a presque fait un martyr, aux yeux de toute une population, en le faisant comparaître à la barre du tribunal correctionnel. « Lorsque le commissaire de police et ses agents vinrent l'arrêter, ils furent violemment insultés. On menaça de les tuer s'ils amenaient Simonet... Une foule considérable, venue de la campagne, suivait le sorcier de Caudéran qui, calme et impassible, se rendait avec les agents devant M. le Procureur impérial, et tous de faire son éloge et de raconter ses hauts faits. »

Sa folie était de celles qui sautent aux yeux; c'était un de ces cas faciles à diagnostiquer, comme ceux que M. Regnault a choisi pour y asseoir sa théorie de la compétence du premier venu ; « lorsque les magistrats ont vu cet homme, disent les journaux, qu'ils l'ont écouté même avec intérêt, sans examen des médecins,

____

(1) Tribunal correct. de Bordeaux. Audience du 27 juin.

ils n'ont pas cru pouvoir le rendre responsable de ses actes, ils ont cru à une altération de ses facultés ; » et pourtant il est résulté des débats de cette étrange affaire, que le prophète Simonet attirait mille à douze cents malades par jour depuis trois mois. C'est-à-dire que la théorie de M. Elias Regnault recevait mille à douze cents démentis par jour. « On rencontrait des aveugles, des boiteux, des lépreux, des gens atteints de toutes les maladies, des grandes dames se rendant en calèche à Caudéran pour demander une consultation à cet illuminé. »

Nous avons vu à l'asile de Toulouse un aliéné de cette espèce, non moins célèbre, non moins vénéré dans son département ; après sa séquestration, qui fut rendue indispensable par toutes sortes de scandales publics, les paysans de son village et de plusieurs autres environnants, vinrent pendant longtemps en pélerinage à l'asile, cherchant à le voir pour le consulter encore, et ne parlant de lui qu'avec respect.

Si l'on faisait sortir provisoirement de Charenton et des autres asiles tous ces prophètes, on pourrait juger, par le nombre de prosélytes qu'ils ne manqueraient pas de faire, de la quantité prodigieuse de gens qui sont, à cette heure encore, incapables de distinguer un fou d'un homme sensé.

C'est là le grand malheur des aliénés : la plupart du temps on ne sait pas voir leur folie ; on la méconnaît jusque dans leur famille, et on les laisse en liberté.

§ III. — *Des aliénés en liberté.*

Nous avons fait voir ce qui serait advenu des malades dont nous avons retracé l'observation si, au lieu de les conduire à Charenton, on les avait laissés en liberté. Ils n'auraient échappé à la séquestration dans un asile que pour arriver par une pente fatale à la séquestration dans une prison ou dans un bagne, peut-être à l'échafaud ! Si, par impossible, tous eussent été sauvés d'une condamnation infamante, ils n'auraient pu l'être cette fois de leur séquestration à Charenton, où tôt ou tard il fallait qu'ils arrivent ; et, dans ce cas, ils y seraient arrivés dans les plus tristes conditions, objet de douleur et de honte pour leur famille, voués à l'incurabilité. On nous reprocherait peut-être de ne nous baser que sur des hypothèses ; voici des faits :

I

Antécédents de N… — N… a été conduit à Charenton par la police, d'urgence. Il venait de tirer à bout portant un coup de pistolet sur son frère.

Arrêté à la suite de cette tentative d'assassinat, il fut soumis à l'examen de trois experts. Leur rapport, rédigé par M. le Dr Rousselin, établit qu'il avait agi sous l'influence d'idées délirantes et d'hallucinations actives, qu'au moment de l'attentat comme avant il ne jouissait pas de sa raison, que par conséquent il n'y avait pas lieu à exercer de poursuites contre lui.

N… appartient à cette catégorie de mélancoliques dangereux dont le délire aboutit par une pente fatale au suicide ou à l'homicide, quand on les laisse abandonnés à eux-mêmes ; et malheureusement leur état de folie n'est que trop souvent méconnu. Ils commettent les plus graves désordres, mais comme ils raisonnent leurs actes et les expliquent parfois d'une façon spécieuse, on ajoute foi à leurs explications et on les laisse faire. S'ils se livrent de temps à autre à des extravagances qui dénotent leur état mental, on ne les trouve pas assez fous pour oser les séquestrer ; n'étant plus maîtres de leur volonté ils ne sont plus libres de leurs actes ; ils ne s'appartiennent plus, et il y a des gens qui croiraient attenter à la liberté individuelle en les faisant soigner dans une maison spéciale et en les mettant par cela même dans l'impossibilité de se nuire à eux-mêmes ou de nuire aux autres. Ces malheureux finissent par commettre un attentat. Alors plus de pitié pour eux; on trouve bon que la Société se protége, c'est-à-dire s'en empare, et se venge, c'est-à-dire les condamne. On s'obstine à voir en eux des criminels : après comme avant le crime on ne sait pas voir qu'on a affaire à des malades qu'il fallait traiter et qu'on pouvait guérir en les séquestrant en temps utile. Heureusement que les médecins — quand on prend leur avis — mettent à jour leurs idées délirantes, et que les tribunaux — quand ils s'en rapportent à l'opinion des experts — au lieu de les condamner leur font ouvrir enfin les portes des asiles. Mais que de fois il est trop tard et pour le malade et pour la Société :

> Le crime est commis, le mal est irréparable;
> La maladie est chronique, elle est incurable.

Tel est le cas de N…

Il y avait plus de quatorze ans qu'il était malade, et personne n'avait paru s'en douter : on attribuait sa conduite désordonnée à de mauvaises passions. Depuis quatorze ans qu'il courait les champs interpellant ou insultant les paysans, les menacant, et les frappant même, il était devenu pour tout le pays un objet de terreur. Son père lui-même, sur lequel il s'était porté à des actes d'une violence inouïe, avait fini par le redouter et lui avait interdit l'entrée de sa maison. Ses menaces, ses querelles, ses voies de fait avaient nécessité plus d'une fois l'intervention de l'autorité, plus d'une fois il avait été emprisonné. Il protestait; il se faisait, d'accusé, accusateur; c'était lui qui était la victime; les autres, ses parents surtout, étaient des empoisonneurs et des bourreaux. Il citait comme preuves les faits les plus étranges. Malgré ces protestations tout le monde se tournait contre lui; tout le monde le fuyait; « preuve qu'on m'en veut! » disait-il; ses idées de persécutions en étaient accrues; cet abandon, cet isolement forcé l'irritait; il était prêt à réagir contre ses ennemis. Sa défiance alla jusqu'à l'exaltation. Il ne sortait plus que la nuit, et on le voyait depuis longtemps errer, tout armé dans la campagne. On devait s'attendre à une catastrophe.

Causes, marche et développement de la maladie. — Quand à force de patience et de douceur, on obtient la confiance de ce malheureux, et qu'il se décide à conter son histoire, on est saisi de pitié en songeant à tout ce qu'il a dû souffrir avant d'en arriver à cet état d'exaspération. Quand on sait qu'il appartient à une famille honorable qui n'a rien négligé pour soigner son éducation et lui donner de l'instruction, on ne s'explique pas l'aveuglement de ce père qui a toujours pris pour de la perversité l'état de folie le plus manifeste, et qui a cru devoir chasser de sa maison son pauvre fils, au lieu de venir à son secours en le faisant soigner.

Issu d'une union malheureuse, né d'une mère acariàtre et jalouse au point que son mari avait dû se séparer d'elle pour vivre en paix, N... de très-bonne heure fit preuve d'un caractère sombre, concentré, bizarre. Plus tard il devint ombrageux, difficile, vindicatif. Il ne tarda pas à en vouloir à son frère qui lui parut le préféré : il s'imagina que toute la tendresse de ses parents se portait sur lui seul, et dès lors il commença à nourrir contre lui la haine la plus implacable, on pourrait dire la haine la plus maladive.

Dès l'âge de vingt ans, il avait des hallucinations. Les hallucinations entretiennent, quand elles ne les engendrent pas, les idées fixes de défiance et de persécution. Sous leur influence, il conçut les préventions les plus injustes contre tous ceux qui l'approchaient. Sa haine avait commencé par son frère et par son père, elle s'étendit à tous les membres de sa famille. Cette perversion des sentiments affectifs le porta à se dérober de bonne heure à la vigilance et à la tutelle de parents à ses yeux dénaturés. Ne pouvant y réussir à son gré, il voulut fuir cette famille dans laquelle il se sentait de trop ; et, dans ce but, il demanda de l'argent à son père, lui déclarant son intention motivée de s'en aller voyager au loin. Son père ne voulut pas se prêter à ce projet. Alors forcé de rester en présence des objets de sa haine, plus que jamais jaloux et malheureux, il voulut s'étourdir et il se mit à boire. Il courut les villages et les bourgs voisins, hantant les marchés et les foires, y contractant des liaisons faciles qui ne remplaçaient guère dans son cœur ulcéré le vide qu'y laissait la famille. Il passait de longues heures dans les cabarets, s'enivrait, et, quand il était ivre, il insultait les passants, ou se prenait de querelle avec ses camarades d'ivrognerie et engageait avec eux des luttes qui ne cessaient que par l'intervention de la force publique.

Ces épisodes de débauche parvinrent aux oreilles de son père qui, désolé, lui en manifesta son mécontentement. N... qui, sans raison, se croyait détesté, trouva alors dans ses propres torts des motifs nouveaux d'une aversion qui cette fois ne fut que trop fondée. Il se persuada qu'il était pour tous les siens un objet de mépris et d'horreur.

Les excès de boissons avaient activé ses hallucinations : l'odeur de ses mets était repoussante, leur saveur détestable ; leur ingestion provoquait dans ses intestins les douleurs les plus vives ; quelquefois à peine avait-il mangé qu'il éprouvait les sensations les plus bizarres et même, assure-t-il, qu'il vomissait et allait en diarrhée. Aussi ne mangeait-il qu'avec une répugnance extrême. Il soupçonna d'abord, il accusa bientôt son frère et son père d'empoisonner ses aliments.

C'est pourquoi il se décida à aller faire lui-même ses provisions, à préparer sa nourriture et à la prendre à l'écart. Son père lui fit honte de ses odieux soupçons et l'engagea à revenir à sa table. Mais au lieu de lui savoir gré de cette preuve d'indulgence et de pardon, il vit un piége dans sa bonté.

Un lapin qu'on servit devant lui confirma ses soupçons : il le prit pour un chat. Furieux, il voulut protester publiquement contre cette mystification. Il plaça le plat sur un vase de nuit qu'il prit d'une main, arma son autre main d'une sonnette, et parcourut tout le village en carillonnant pour attirer la foule étonnée ; après quoi il la harangua en lui montrant le prétendu chat.

A partir de ce jour, il cacha soigneusement ses mets ou ses provisions dans un endroit secret de sa chambre ; mais malgré toutes ses précautions, son père, dit-il, parvenait à s'introduire dans cette chambre, y découvrait la cachette et empoisonnait encore ses aliments. Ce n'est pas tout ; son père lui faisait avaler des breuvages narcotiques, et, pendant son sommeil, il venait dans sa chambre à coucher avec une servante qui, d'après ses ordres, se livrait à toutes sortes de pratiques infâmes sur ses organes. Il lui arrivait de s'éveiller brusquement ; aussitôt la servante et son père prenaient la fuite. Il avait le temps d'apercevoir la lueur de leur lanterne ; il courait après eux ; mais, ne pouvant les atteindre, il leur adressait des invectives et des reproches auxquels leurs voix lointaines répondaient par des éclats de rires ou des exclamations railleuses.

Une nuit, toujours pendant son sommeil, son frère déposa sur son lit une grosse chienne sur le point de mettre bas, afin qu'elle souillât ses draps. Une autre nuit, entendant aboyer les chiens de garde, il se leva, courut à sa fenêtre et aperçut sous sa croisée des chasseurs à l'aspect farouche, couverts de peaux de loups et armés jusqu'aux dents, qui semblaient se concerter pour escalader dans sa chambre. Il barricada portes et fenêtres pour se garer de toute surprise.

Toutes ces turpitudes, toutes ces avanies, toutes ces embûches l'avaient déterminé à résister le plus possible au sommeil. Il se couchait rarement, et se jetait tout habillé sur son lit. Quand son anxiété était plus vive, ne se sentant pas en sûreté dans le domicile paternel, il sortait la nuit et courait tout armé dans la campagne. S'il faisait des rencontres, il était prêt à tout pour se défendre. Il arrivait souvent que des injures, des cris moqueurs venaient frapper ses oreilles ; s'il apercevait alors quelqu'un non loin de là, il allait droit à lui et le frappait de son gourdin. Nous avons déjà dit qu'il finit par menacer et frapper son père qui le chassa de sa maison.

Il se retira près de sa mère, dans une petite propriété située à quelques kilomètres de la ferme qu'habitait son père.

Il y fut tourmenté plus que de coutume. Sa haine, sa colère, ses sourds désirs de vengeance arrivèrent à leur paroxysme. Quand vint la fête communale, il ne put supporter l'idée qu'il y avait à la maison paternelle de nombreux invités, parents et amis, et que seul il était exclu de cette fête de famille. Agité par de sombres pensées, il se leva à trois heures du matin, prit ses pistolets et sortit : de sinistres projets le firent se diriger vers la demeure de son père dont il escalada les murs. En attendant le grand jour, il alla se cacher dans une chambre isolée et se blottit sous une table. Il voulait, dit-il, voir des domestiques, parler à des amis de la famille ; il avait besoin de renseignements ; il espérait des révélations qui importaient à ses intérêts. C'est son père qui l'aperçut le premier. Une querelle s'engagea, quelques personnes accoururent et les séparèrent. On le fit déjeûner. A l'issue du repas, nouvelle scène : N... s'emporte en invectives et en menaces contre son père ; le frère intervient, prend chaudement parti contre lui. On en vient aux mains. Alors N... prend un pistolet, tire et blesse grièvement son frère à la nuque. Il est immédiatement livré entre les mains des gendarmes et conduit en prison.

Etat du malade à son entrée à Charenton et histoire de la maladie. — Voici le portrait qu'a tracé de lui l'interne appelé à l'examiner, lors de son entrée à Charenton : « N... a 34 ans. C'est un homme assez grand, blond, passablement robuste ; il porte la barbe et les cheveux longs et négligés ; il a l'air sournois ; il craint de lever la tête ; ses yeux demeurent à moitié clos ; il lance seulement sur nous un regard furtif ; sa contenance est gênée ; il tourne sa casquette dans ses doigts, il porte la main à son front, il relève ses cheveux, tousse et se mouche fréquemment ; il paraît fort embarrassé de notre présence. » Linas.

Comment en eût-il été autrement ? Il y avait si longtemps qu'il vivait seul, dans les transes de l'inquiétude, n'ayant pour interlocuteur, que les fantômes de la nuit ! Cette attitude effarée venait de l'habitude qu'il avait contractée de voir un ennemi dans tout homme qui le regardait en face, plutôt qu'elle ne tenait à la honte de son action. En effet, il croyait avoir usé du droit de légitime défense en se débarrassant de son frère, de ce bourreau, qui de concert avec son père compromettait ses intérêts, troublait le repos de ses nuits et cherchait à l'empoisonner. Il a affirmé depuis que sa conscience était en repos, qu'elle ne lui reprochait rien, qu'il ne se sentait nullement coupable, et il a toujours raconté sans la moindre émotion les péripéties du drame dans lequel il a joué un si triste rôle.

Après un long séjour dans la maison de Charenton, sa physionomie exprime encore, dès qu'on lui parle, l'embarras, l'inquiétude, la crainte. Son délire n'a pas changé. Il est en proie aux mêmes idées fixes, aux mêmes hallucinations.

Il ne prend ses aliments qu'après les avoir retournés et flairés en tous sens. Il se plaint de sensations bizarres, de douleurs viscérales qu'il attribue à des drogues mêlées sans doute à sa nourriture par des ennemis acharnés.

Il lui arrive de se lever pendant la nuit et de défaire son lit, pièce à pièce, en grommelant ; si le veilleur fait sa ronde en ce moment et vient à lui parler, il pousse des cris de détresse.

Dans ses périodes d'excitation, il se barricade dans sa cellule en dressant son lit contre sa fenêtre derrière laquelle il voit des chasseurs qui excitent contre lui d'énormes chiens.

Quelquefois, en plein jour, sans motif apparent, il prend la fuite à travers la cour et va se cacher derrière un pilier ou se blottir contre une porte ; dans sa fuite il bouscule et frappe les pensionnaires qui se trouvent sur son passage.

Quand on l'aborde, il ne regarde jamais en face, ses paupières frémissent, ses regards obliques se portent furtivement de droite à gauche comme ceux d'une bête fauve qui cherche de quel côté elle pourra se glisser pour échapper à un ennemi qui s'approche.

II

Madame O... était curable, au début de sa maladie. Malheureusement sa folie ne porta d'abord que sur les facultés morales et sur les instincts ; les facultés intellectuelles étaient ou paraissaient à peu près saines. Dans ces cas, nombreux, les gens du monde méconnaissent toujours la folie. Elle ne fut pas souçonnée par le mari de madame O..; pour comble de malheur, elle se compliqua de cette forme d'hystérie dont les désirs fougueux, irrésistibles, entraînent à tous les excès les malheureuses qui en sont atteintes. On eut dû soigner madame O..; son mari crut être magnanime en l'abandonnant à ses impulsions, il la quitta ; alors elle ne recula plus devant rien. Nous avons vu plus d'un homme du monde, apprenant et reconnaissant trop tard la folie de sa femme, oublier le passé, venir la visiter à l'asile, et dire désespéré : « Si j'avais su qu'elle était malade! » Mais alors il est trop tard ; elle est, comme madame O.., à jamais incurable. Que de maris, que de femmes sont dans ce cas !

Comme tout sentiment de pudeur est à peu près éteint chez les hystériques, lorsqu'on les met dans l'impossibilité de donner un libre cours à leurs passions érotiques, il n'est pas rare qu'elles se complaisent dans le récit de leurs aventures qui sert comme d'aliment à leurs besoins lascifs. C'est ainsi que beaucoup écrivent leurs mémoires. Madame O.. nous a communiqué les siens qui nous dispenseront de plus longs commentaires ; nous n'en citerons qu'un extrait, en supprimant les expressions par trop scabreuses :

« Nous eûmes un peu d'aisance par les emplois de mon mari, qui nous donnaient assez d'abondance. J'avais un petit salon meublé de fauteuils, table de marbre, pendule et tout ce qu'il faut pour recevoir convenablement une petite société peu nombreuse, mais choisie, parmi des jeunes femmes aussi bien élevées et aussi élégantes que je l'étais moi-même. J'étais en outre cordon-bleu dans mon ménage. Mais en province, aussitôt qu'il court quelques bruits sur la conduite d'une femme, on ne la reçoit plus. C'est ce qui m'arriva ; et, quelques semaines avant de quitter mon mari, j'étais déjà dans la Bohême. Nous avions eu un jeune sous-officier à loger, beau comme Phébus, qui réveilla en moi toutes les furieuses passions du jeune âge ; et mon mari, qui était très-doux avec moi, se sépara pour quelques légères intrigues, *forcé par les [clabauderies d'une cabale d'ennemis* ; sans procès scandaleux, il me ût une rente viagère qui me donnait une honnête aisance ; et après onze ans de bonheur ensemble, je lui laissai mon cœur en le quittant. Alors je commençai ma vie de dissipation par un voyage à Paris. En vraie provinciale, je pris une robe de chambre pour aller dans un concert à la mode ; cela ne m'empêcha pas d'y trouver un amateur aussi brillant que les brillants qu'il avait dans les doigts. Mais je fus trouver un docteur célèbre, et je lui confiai que je trouvais difficilement mon goût en amour, que j'eusse voulu avoir des millions pour les sacrifier au plaisir. Mais j'étais forcée d'aller faire des économies en province. A peine étais-je arrivée dans la ville de ......, que quelques jeunes gens de bonne famille vinrent me prier de les recevoir. Je crus qu'ils viendraient comme la société que j'avais l'habitude de voir, mais ce fut le revers de la médaille, et ils vinrent chez moi comme au lupanar ; ils n'avaient pas chat en poche, mais comme il fallait que j'en voie beaucoup pour en trouver un qui me plaise, je leur laissai faire leur tapage. Ils devinrent par trop bruyants, la police s'en mêla, et je ployai bagage avec l'intention de faire moins de bruit et plus de besogne ailleurs. En passant par la petite ville de ....., j'y trouvai quelques Phébus que je connaissais d'jà et qui me conseillèrent d'y rester pour le carrousel du lendemain. Je me plais dans cette jolie petite ville dont la montagne est couronnée d'un château fort et de vingt-deux moulins ailés, toute fleurie à sa pente et arrosée à ses pieds par un fleuve majestueux dont les eaux tumultueuses sont couvertes de barques légères ; dans ses rues spacieuses circule une jeunesse d'élite, aux brillants uniformes, chapeaux à claques, bottes à l'écuyère. doux langage des yeux, frais sourires, tournures séduisantes qui promettent d'enivrants plaisirs aussi excitants que les vins capiteux du pays. Je suis bien résolue de me fixer dans une ville aussi magique. Mais il rôdait aussi dans ses murs une bête féroce qui avait traîné douze ans pour viol et qui voulut m'assujettir aux désagréments des femmes en carte, et je préférais partir que d'avoir les dégoûts des maisons de tolérance. ...... C'est avec de vifs regrets que je quittai pour la troisième fois cette jolie petite ville, où les pékins ragent contre les demi-dieux, pour continuer mon voyage dans la ville de..... Si je n'en parlais, on pourrait croire que j'aurais de graves motifs pour cela ; mais non, ce fut la même chose que dans la ville de..... Les viveurs, les merveilleux, les fins forniqueurs vinrent me voir ; j'avais bien aussi quelques Soleils pour me désennuyer, mais je m'aperçus que les gazelles étaient très-opprimées dans leurs plaisirs et je détalai encore de cette ville avec un merveilleux soupir. A .... j'eus *une cabale d'ennemis* qui écrivaient contre moi pour m'empêcher de trouver des loyers. et, comme ma fortune ne me permettait pas de loger dans de grands hôtels, je fus dans un garni de vendus très-aimables, — le teneur était un animal, — et dans une auberge de saltimbanques qui avaient avec eux deux fort jolies femmes dont une vint me prier de faire les cartes, pour m'attirer. Je n'abusai pas de sa crédulité, mais sa candeur et sa beauté ont laissé dans mon souvenir un trait de flamme ! Quelques jours après, j'avais enfin trouvé une jolie petite habitation : un parterre plein de caisses de myrtes, d'orangers, de lauriers-roses, des fleurs de pêchers en palissade, et au fond deux jolies pièces où j'étais réveillée tous les matins par la musique du régiment qui passait sous mes fenêtres. Dans ce pays, où les naturels vont pieds nus dans le sable............., je dansais dans les bastringues où le diable jouait du violon, et, depuis les épaulettes d'or jusqu'aux trompettes, j'y faisais l'amour comme

Catin. Cela m'amusait qu'on cassât ma porte à coups de sabre. Un soir à minuit je fus trouver une farceuse qui faisait l'amour avec dix sergents dans une charrette au clair de la lune, je les priai de venir vider ma maison qui était pleine de....., et le lendemain ma robe était à la caserne..... Pour revenir à Paris y trouver ma tranquillité, la nuit, tout le long de la route, je trouvai une douzaine d'amateurs mirliflores comme d'habitude. J'avais de l'argent dans ma poche, cela me tenait lieu de vertus. En arrivant à Paris, je n'avais plus besoin de tant de bruit ; pour des bouches de grenade ou des bouches de rose, j'avais la distraction des bals, une jeunesse brillante aux tables d'hôte, en beaucoup d'autres occasions l'embarras du choix; et si je ne me suis pas fixée, c'est que les hommes n'étaient pour moi que des choses secondaires, que j'étais aussi volage qu'eux, que je n'aimais pas les bipèdes mal constitués, et que souvent *mes ennemis*, en croyant me nuire, me débarrassaient ; qu'enfin *ayant laissé mon cœur à mon mari en le quittant*, le sentiment n'a pas troublé l'appréciation que j'ai faite des hommes. .... Mais voilà plus de quinze ans que je faisais mes délices des tournures qui enflamment ; j'ai quitté les plaisirs de Cythère à 34 ans pour reprendre la ligne droite de ma destinée, l'étude de toutes les sciences qui éclairent la *métaphysique.* »

Voilà M. Turck, voilà, judicieux docteur, les épisodes encourageants pour les familles qui émailleront la vie des aliénés lorsque, s'en rapportant à vos fantaisies scientifiques, on en viendra à fermer les asiles. Mais où les mettra-t-on quand ils seront devenus dangereux ?

Sachez-le donc, vous tous qui vous laissez prendre à ces erreurs grossières prêchées par des novateurs téméraires, l'aliéné, qu'il vive dans le monde ou dans l'asile, n'est jamais libre : il est toujours séquestré dans sa folie. En liberté dans le monde, ou enfermé dans l'asile il est partout le même, également tourmenté, également replié sur lui-même. Si l'asile a des chances de lui rendre le calme et la santé, le monde ne peut qu'activer son délire. Il trouve dans la société l'aliment aux maux qui le torturent, aux penchants qui le dominent, quand il n'y est pas exploité, comme Simonet, par d'habiles spéculateurs. Enfin arrive l'heure où il devient malfaisant et nuisible, à lui ou aux autres : découragé, il se suicide ; furieux, il tue ; érotique, il viole, etc., etc. Il court alors le risque d'être condamné comme un malfaiteur, grâce peut-être à la théorie de M. E. Régnaud, parce que les magistrats partagent les opinions et les erreurs de leur temps sur la question du diagnostic de la folie, et qu'ils croient s'y connaître au moins autant que le premier venu.

C'est pourquoi, si le mari de Mme O... eut voulu couper court à ses désordres et l'eut attaquée en adultère, on ne l'aurait sans doute pas trouvée folle.

Si N... n'eut pas été jugé à Paris ou dans une de ces grandes villes, où les magistrats, hommes éminents pour la plupart, sont plus soucieux qu'ailleurs de ne laisser planer aucun doute sur l'équité de leurs arrêts, et par suite s'en rapportent plus souvent à l'avis des experts ; s'il eut été jugé par exemple dans l'Ariége, où l'on ne.veut pas du contrôle de la science, il eut été infailliblement condamné.

§ IV. — *Erreurs judiciaires.*

Nous n'exagérons rien, les condamnations des aliénés ne sont pas rares ; les exemples en abondent même. Nous allons en citer quelques cas bien authentiques, bien constatés, et nous laisserons parler les faits.

On lit dans les *Annales médico-psychologiques* :

Année 1850 : « C'est encore tout ému de la condamnation qui venait d'atteindre un pauvre aliéné que j'écrivis un mémoire médico-légal dans le but de démontrer l'état de folie de Moulinard, et de faire ressortir par le récit détaillé de toutes les circonstances de l'affaire, l'erreur judiciaire dont ce malheureux venait d'être victime..... Je le croyais au bagne, la chaîne au pied, confondu avec les galériens, mais ma conviction à son égard restait la même ; dix-huit mois après sa condamnation, au moment où mon travail était publié, j'étais persuadé qu'il y avait eu erreur judiciaire ; je regardais toujours comme vrai, comme devant se confirmer un jour le pronostic que j'avais établi dans la dernière page de ma brochure. Voici ce que je disais à ce sujet : « Je suis si convaincu qu'il y a eu erreur judiciaire ; je suis si pénétré de l'existence de la folie de cet homme, que je suis persuadé que tôt ou tard l'avenir me donnera raison. La monomanie pourra éprouver des alternatives de bien et de mal, subir quelque amélioration, rester quelque temps méconnue ; mais à moins d'une guérison spontanée, que je ne prévois pas, un jour arrivera où elle se montrera à tous les yeux, où l'administration sera peut-être forcée de séparer ce condamné des autres forçats et de demander sa réclusion dans une maison d'aliénés. Ce sera pour lui, alors, le jour de la justice.

« Eh bien ! ce jour de justice est arrivé...... En l'état notre condamné n'a reçu qu'en partie la justice qui lui est due ; il y aurait lieu certainement à faire réviser le jugement si notre législation le permettait ; mais dans l'impuissance de pouvoir donner à sa famille cette juste réparation, le gouvernement ne jugera-t-il pas utile d'enlever à cet homme l'infamie qui pèse sur son front, de lui accorder la grâce de sa condamnation, tout en le laissant pour la vie dans une maison d'aliénés ? Il est dans l'asile d'Aix à titre de forçat aliéné : c'est à tort, car sa folie a précédé le meurtre. *Aubanel.* »

Plus heureux qu'Aubanel, notre excellent maître et ami, M. le Dʳ Rousselin, à l'époque où il était médecin en chef du quartier des aliénés de la Vienne, obtint la grâce d'un de ses malades, qui lui aussi avait été condamné étant en état de folie, et avait été pris en prison d'une telle agitation qu'on avait dû le conduire de la prison à l'asile de Poitiers.

Voici les conclusions du rapport de M. Rousselin à son sujet :

Année 1854. « En résumé, G.... J..., est certainement sous l'influence d'une maladie mentale qui, à certaines époques, le met dans l'impossibilité de discerner la portée et la moralité de ses actes. En ce moment il présente, il est vrai, un état intellectuel et moral complétement satisfaisant et il y a lieu d'espérer que cet état se maintiendra autant que de nouvelles causes ne viendront pas troubler le calme dans lequel il se trouve ; en outre, l'espérance qu'a fait naître chez lui son recours en grâce, la possibilité d'un élargissement prochain sont venues rendre à son esprit plus d'énergie et de lucidité ; mais le renvoyer actuellement en prison, serait l'exposer d'une manière presque sûre à retomber sous l'influence de son affection mentale, peut-être à le vouer à une incurabilité complète. En conséquence je pense, monsieur le procureur général, que prendre envers G... une mesure d'indulgence exceptionnelle, serait en même temps un acte d'humanité et de *justice.* »

D'après les conclusions de ce rapport, G...S..., gracié par Sa Majesté impériale, fut rendu à sa famille le 18 décembre 1855.

Année 1865. Autre fait qui s'est passé sous nos yeux. Il s'agit d'une dame placée à Charenton par son mari, et réclamée par sa mère. Le tribunal nomma trois experts, MM. Parchappe, Rousselin, Girard de Cailleux, qui, après l'avoir examinée, déclarèrent, entre autres conclusions : « Que Mme R..., séquestrée à Charenton, y était convenablement et légalement placée ; qu'il était convenable de la maintenir séquestrée, au double point de vue de son intérêt propre et de celui de la société ; et que, comme médecins, ils seraient disposés à regarder la séquestration comme absolument nécessaire. »

Le 23 août 1865, le tribunal réuni en la chambre de conseil, jugeant en premier ressort, rendit le jugement suivant :

« Ordonne la sortie immédiate de ladite H. B..., épouse du sieur R..., de la maison impériale de Charenton, où elle est actuellement retenue comme aliénée.—Ordonne l'exécution provisoire du présent jugement sur minute, et avant enregistrement, attendu l'urgence. Commet Boulanger, huissier, etc. »

Mme R... fut rendue, le 24 août 1865, aux mains de Mme B..., sa mère, et conduite chez celle-ci. Une période d'agitation survint ; elle faillit étrangler les deux religieuses qu'on avait placées auprès d'elle ; il fut impossible de la garder dans sa famille, où elle resta pendant quatre jours sans prendre de nourriture ; on dut, sept jours après sa sortie de Charenton, c'est-à-dire le 31 du même mois d'août, la faire conduire à l'asile des aliénés du département du Nord, où elle est maintenant séquestrée.

Si l'on veut avoir le bilan des erreurs judiciaires en fait de folie, il faut le chercher au bagne et dans les prisons, où deviennent tous les jours incurables une foule d'aliénés. Le D' Lauvergne, médecin en chef du bagne de Toulon, nous a esquissé les traits caractéristiques d'une foule de maniaques et de monomaniaques arrivés fous au bagne, fous par conséquent au moment de leur condamnation (1). Mais pour ne parler que de faits récents, dont l'authenticité ne puisse être mise en suspicion, voici ce qu'écrivait en 1865 un inspecteur général du service sanitaire des prisons, qui était en même temps inspecteur général des asiles d'aliénés de France :

« La population détenue des maisons centrales de la France comprend approximativement en moyenne 250 condamnés atteints d'aliénation mentale, savoir : 205 condamnés atteints de folie, 130 hommes et 75 femmes; 45 condamnés atteints d'idiotie, 40 hommes et 5 femmes. Sur ce nombre, 110 atteints de folie, 60 hommes et 50 femmes, sont entretenus aux frais de l'État, en dehors des maisons centrales, dans les divers asiles d'aliénés. Les autres condamnés aliénés, c'est-à-dire 95 atteints de folie, 70 hommes et 25 femmes, et tous les condamnés atteints d'idiotie, c'est-à-dire 40 hommes et 5 femmes sont maintenus à l'état de détention dans les maisons centrales.

« Parmi les condamnés atteints de folie, qui sont maintenus dans les maisons centrales, il en est qui ne peuvent être considérés comme incurables et dont l'état réclamerait un traitement approprié. Aucune des conditions propres à assurer l'efficacité d'un traitement curatif de la folie ne se trouve réalisée dans les maisons centrales. L'isolement des aliénés n'y est possible que

(1) Les forçats observés au bagne de Toulon, par Lauvergne.

par leur séquestration dans des cellules qui, pour la plupart, sont des lieux de punition.

« ..... Il est incontestable que l'état de folie est assez fréquemment constaté chez le condamné au moment de son entrée dans la maison centrale ; il n'est guère douteux que plusieurs fois il ne remonte jusqu'à une époque antérieure aux actes qui ont motivé la condamnation. Cela est indubitable pour la presque totalité des condamnés chez lesquels on a constaté, dans la maison centrale, un état d'imbécillité, qui a dû remonter jusqu'aux premiers temps de la vie.

« Ce que démontre l'histoire d'un grand nombre, c'est que leur vie se partage en deux parties. Dans la vie libre, ils n'ont pas de profession, ils n'ont pas de domicile, ils mendient, ils vagabondent, et, quand ils ont été soumis à la surveillance, ils rompent leur ban. Condamnés pour mendicité, pour vagabondage, pour rupture de ban, à des peines de plus en plus fortes à mesure que les récidives se multiplient, ils subissent ces peines d'abord dans les prisons départementales, puis dans les maisons centrales, où ils forment un groupe à part de criminels qui n'ont pas la conscience de leur culpabilité, qu'on ne peut assujettir à la discipline, qui sont incapables de travail, qui souffrent plus que tous les autres détenus du régime des prisons, qui, durant leur détention, ont donné aux détenus véritablement coupables le spectacle démoralisant de peines non justifiées et même imméritées, et qui ne se serviront de la liberté, quand on leur aura rendue, que pour recommencer les actes qui la leur feront perdre de nouveau (1). »

(1) Dictionnaire des sciences médicales : Article Aliénés, par Parchappe.

C'est la connaissance de ces faits lamentables qui a inspiré à M. Félix Voisin ces paroles indignées : « Si on lui dit, à cette magistrature, que parmi tels et tels autres individus qui comparaissent à son tribunal, il s'en trouve quelquefois quelques-uns qui sont aliénés, et qui, par le fait de l'affaiblissement, de la perversion ou du trouble de leurs facultés, ne doivent pas encourir, aux termes rigoureux de la législation, la responsabilité pleine et entière de leurs faits et gestes ; si on lui dit que l'intérêt social exige la séquestration de ces infortunés, et qu'on ne doit pas, par une condamnation infamante, imprimer tout à la fois sur leur famille et sur eux le sceau du déshonneur, elle vous dira avec une nouvelle ironie, tant elle a peu de lumière sur ce point, qu'elle connait ces jolies choses, qu'elle y était préparée, mais qu'il n'existe point d'aliénés incendiaires, homicides ou voleurs ; que la défense, en donnant de pareils motifs d'excuse, abuse de la sensibilité du jury, et des artifices de l'art oratoire, et dans la satisfaction de sa conscience inconsciente de son œuvre, au lieu de prendre tout à loisir le temps d'examiner l'affaire, de mettre jusqu'à nouvelle enquête l'inculpé en charte privée, elle se hâtera de prononcer son verdict ; quand bien même elle devrait par sa décision envoyer à l'échafaud la tête d'un pauvre insensé (1). »

§ V. — *Exagérations médicales.*

Un autre médecin a écrit : « Peut-être y a-t-il eu excès de zèle dans les deux camps.... Il me sera bien permis de dire que la solution d'une affaire a trop souvent

(1) Félix Voisin : Etude sur la nature de l'homme.

porté l'empreinte de nos hésitations et de notre embarras, et que le spectacle de nos désaccords n'a souvent
inspiré à des juges qu'une confiance médiocre dans
notre aptitude spéciale (1). »

Si la solution d'une affaire a trop souvent porté l'empreinte des hésitations et des embarras des médecins,
qu'est-ce que cela prouve sinon que l'affaire n'était pas
claire, et que les médecins aimaient mieux paraître hésitants et embarrassés que de se prononcer à la légère ?
Les magistrats devraient savoir qu'il n'y a rien de tel
qu'un ignorant pour trancher hardiment les difficultés. Si le spectacle de leurs désaccords n'a souvent
inspiré à des juges qu'une confiance médiocre en leur
aptitude spéciale, qu'est-ce à dire sinon que ces juges
oubliaient le spectacle de leurs propres désaccords non
moins fréquents et plus éclatants que ceux des médecins. D'ailleurs, quel est le point de départ du désaccord
entre les aliénistes ? Il ne vient pas de l'exagération d'u-
topistes qui cherchent à pousser, comme on l'a dit, —
jusqu'à l'excès — des théories dangereuses, et prétendent assimiler le crime à la folie. Il vient des scrupules honorables et légitimes de quelques savants qui,
craignant de paraître exagérés dans l'application de la
doctrine de l'irresponsabilité absolue à certains cas de délire partiel, restent hésitants, et se demandent s'il ne serait pas prudent d'admettre une responsabilité partielle
en rapport avec le délire partiel. De sorte qu'au lieu de
pousser l'exagération dans la voie qui ferait absoudre
des criminels, les médecins la poussent au contraire dans
un sens qui tend à faire condamner des aliénés.

(1) Legrand du Saulle : la Folie devant les tribunaux.

§ VI. — *Responsabilité partielle.*

Les honorables aliénistes qui se sont prononcés pour la doctrine de la responsabilité partielle, se sont appuyés sur des arguments, selon nous faciles à réfuter. M. le Dr Belloc, a invoqué l'argument suivant : « Que deviendrions-nous dans les asiles, nous qui dirigeons les aliénés, si les doctrines d'irresponsabilité absolue venaient à y prévaloir quelques instants? Est-ce que toute notre influence, toute notre action n'y sont pas basées sur la capacité de l'aliéné, à comprendre les conseils qu'on lui donne, les réprimandes qu'on lui adresse, et à se diriger en conséquence? Chaque jour, dans l'asile que je dirige, je loue, je récompense, je blâme, j'impose, je contrains, je menace, je punis, etc. » Nous ferons observer à M. Belloc, que tous les aliénés de son asile ne se rendent pas à ses réprimandes et ne plient pas devant ses punitions ; que ce sont précisément ceux qui sont affectés de délire partiel, et parmi eux quelquefois les plus intelligents qui se cabrent quoi qu'on fasse, et qui restent rebelles à la louange comme à la punition. Nous avons vu, à Charenton, un monomane onaniste se masturber sous la douche qu'on lui donnait pour l'empêcher de se masturber en public. Nous avons vu à Toulouse un monomane religieux qui, pour faire pénitence, refusait de parler et de manger; il n'avait pas mangé de trois jours, quand on se décida à lui donner la douche pour vaincre son obstination. Il se rendit au bain d'un air rayonnant, comme en triomphe ; au contact de l'eau, sa physionomie prit cette expression de joie que devaient avoir les martyrs. « Tuez-moi, criait-il, je veux aller au ciel! » On n'obtint rien de lui.

Les réprimandes et les punitions font surtout effet sur les imbéciles, les déments, les paralytiques, tous malades à l'intelligence affaiblie, à la volonté chancelante, et qui cèdent aux caprices du premier venu : contraignez-les, menacez-les, punissez-les pour leur faire commettre une mauvaise action, ils vous obéiront avec la même docilité.

« Devant ces faits d'une éloquence invincible, dit M. Belloc, devant notre pratique de tous les jours, que devient donc, je le demande, la doctrine de l'irresponsabilité-absolue que nous soutenons ensuite devant les tribunaux ? » Si ces faits peuvent porter atteinte à la doctrine de l'irresponsabilité absolue, il faut alors condamner comme responsables, non pas les monomanes qui vous résistent, mais les imbéciles et les déments qui règlent leur conduite sur vos punitions et sur vos éloges. Or, la loi admet leur irresponsabilité.

L'argument de M. le Dr Billod, n'est que celui de M. Belloc, présenté sous une autre face. « Aux partisans de l'irresponsabilité absolue, M. Billod demande si, tout crime absous, les actions des aliénés ne devraient pas être aussi destituées de tout mérite?... M. Billod pense que l'excitation du trouble mental constitue quelquefois une prédisposition à des œuvres grandioses, comparables à celles des esprits d'élite... Il y a quelques mois à peine, Saint-Gemmes comptait parmi ses hôtes un capitaine, dont le dérangement intellectuel avait été précédé d'une exaltation qui, de l'aveu de ses compagnons d'armes, en avait fait un héros en Crimée et en Italie, à Malakoff, Magenta et Solferino.

« De semblables exploits impliquent une récompense. Serait-il juste d'en frustrer leur auteur, sous le seul prétexte d'aliénation mentale ? Non ! répondrait-on d'une voix unanime. Mais alors logique oblige (1)..... » Nous avons vu, comme M. Billod, un héros de Crimée, peut-être le même, à Charenton. Il était atteint de paralysie générale. Ses camarades assuraient qu'il était en proie à un véritable accès·maniaque le jour où il fit des prodiges de valeur. Est-ce que le mérite de ses actions prouve qu'un paralytique peut être responsable de ses actes? Au début de la paralysie générale, alors que l'inflammation des méninges n'est pas encore établie, et que la modification de la couche corticale du cerveau se réduit comme celle des méninges à la dilatation des capillaires injectés de sang, chacun sait que souvent, sous l'influence de ces quelques grammes de sang en excès, l'homme le plus modeste devient vaniteux, le plus loyal menteur, et que, quoiqu'il fasse pour se dominer d'abord, il faut qu'il en arrive à mentir et à se vanter. Quel est donc le partisan de la responsabilité partielle qui oserait admettre, à un si faible degré que ce soit, la responsabilité pour un malade dont la méningo-encéphalite est un peu plus avancée, dont les méninges commencent à s'épaissir, se collent l'une à l'autre et adhèrent déjà, en certains points, à la surface du cerveau ramollie, comme nous l'avons constaté chez quelques paralytiques, dont nous avons fait l'autopsie à Charenton, qui, quelques jours avant leur mort, étaient encore sensibles à l'intimidation et aux encouragements, dont l'un même improvisait d'assez bonnes poésies.

(1) Extrait du Journal de médecine mentale : juillet 1867.

Nous avons vu un commandant de place, ordinairement
dans un état d'abrutissement profond, qui, à chaque
congestion nouvelle, paraissait se réveiller et écrivait à
sa femme des lettres sensées. Notre bienfaiteur Parchappe, de regrettable mémoire, nous avait confié un
Russe atteint de paralysie générale. On voulait essayer
de le laisser en liberté — surveillée, et il s'agissait de savoir par expérience s'il lui était possible de vivre encore
dans la société, ou bien s'il fallait décidément le séquestrer dans une maison de santé. Ce malade était très-
généreux : les prêtres russes qui s'indignaient qu'on le
soupçonnât de folie, et les pauvres auxquels il distri-
buait tout son argent, exaltaient sa générosité. Avec
l'assentiment de sa femme, nous lui laissions faire ses
largesses, car il avait une fortune princière. Un jour il
acheta chez Devismes un révolver pour se débarrasser
de nous : s'il nous eut blessé, nous n'aurions pas trouvé
son acte plus criminel que nous ne trouvions méritoires
ses aumônes, parce que nous savions qu'elles étaient
un effet de son délire orgueilleux, et qu'il était très-
avare avant sa maladie.

Hâtons-nous de reconnaître que « dans les causes cri-
minelles où l'infliction pénale peut suivre, M. Billod,
bien qu'en principe penchant vers l'opinion de ceux
qui, comme M. Delasiauve, admettent la responsabilité
partielle, conclurait comme leurs adversaires, par
exemple comme MM. Falret père et fils (1). »

A cela M. Delasiauve répond : « l'erreur de M. Billod

(1) Voir le Discours sur la Responsabilité morale et légale des
aliénés, où M. Jules Falret s'élève avec autant d'énergie que de
raison contre la doctrine de la Responsabilité partielle.

à notre égard est de nous supposer moins timoré que lui..... Malgré l'évidence et la théorie quand on a en face de soi un pauvre hère qui, nourrissant les plus grossières illusions et sourd aux arguments les plus péremptoires, s'imagine, sans apparence de vérité, avoir des espions ou les gendarmes à ses trousses, être injurié, marqué au doigt, menacé du fer ou du poison, électrisé, magnétisé, coupé par morceaux, trahi par les siens ou les personnes qu'il aime, etc. On a peine à se figurer que ce même individu, voire dans un ordre normal d'impressions, ait eu un jugement assez sain, une volonté assez forte, pour résister à un coupable dessein. Un mouvement spontané de la conscience l'excuse d'avance. Est-il un seul des pensionnaires de nos asiles, dont nous, chefs de service, oserions, meurtre ou vol échéant, proclamer la responsabilité ? »

M. Delasiauve ne fait exception que pour les pseudo-monomanes dont les accidents psychiques sont pour lui comparables « à ces nuages passagers qui troublent intercurremment la sérénité du ciel. » L'important dans ces cas difficiles est donc de saisir le nuage au passage pour proclamer l'irresponsabilité quand la raison en est obnubilée, la responsabilité lorsque rien ne l'obcurcit. En somme, les cas pour lesquels M. Delasiauve admet la responsabilité partielle, sont tous ces cas douteux qu'on rencontre sur les frontières qui séparent l'aliénation mentale du libre et normal exercice de l'intelligence, et l'on ne peut être que de l'avis du savant aliéniste lorsqu'il dit que pour saisir ce passage presque insaisissable de la folie à la raison, « il convient de se placer carrément en face des cas particuliers, sans s'asservir à des spéculations théoriques. »

On voit, quand on y regarde de près, que les partisans de la responsabilité partielle ne le sont pas autant en pratique qu'ils le paraissent d'abord en théorie.

Nous avons oublié M. Legrand du Saulle. Mais est-il besoin de le réfuter maintenant? Il s'appuie sur l'autorité de M. Delasiauve qui, comme on l'a vu, se récuse en pratique; et sur les objections de M. Belloc que nous avons tâché de combattre. Il n'a qu'un argument qui lui soit personnel; le voici : « Avec la ligne géométrique de démarcation que l'on a proposée et que beaucoup ont adoptée, où rangera-t-on cette catégorie d'êtres mixtes que les prisons de l'État recèlent la plupart du temps..... qui se laissent tomber sans résistance du vice au délit et du délit au crime ? »

· Nous les laisserons où ils sont, c'est-à-dire dans la catégorie des êtres mixtes : flottant entre la folie qu'ils côtoient et la raison qu'ils abandonnent, sur cette limite indécise que personne n'a jamais songé — que nous sachions — à faire *géométrique*, nous les rangeons dans la classe de ces cas obscurs devant lesquels il faut savoir hésiter, se sentir embarrassé, et douter ; car ils sont analogues à ceux que M. Delasiauve propose sagement d'envisager séparément, en mettant de côté les théories. Ces cas indécis diffèrent essentiellement des cas si nets de délire partiel auxquels on ne saurait les assimiler. Dès qu'un homme se laisse abuser par des hallucinations, dès qu'il a des idées fixes, il a franchi nettement la limite, il est fou, il est irresponsable. Adaptez donc aux êtres mixtes vos échelles de responsabilité, mesurez les circonstances atténuantes à chaque cas particulier; mais ne faites pas l'application de vos dosages de pénalité aux monomanes des asiles, ce qui serait une

injustice ; car vous n'avez pas le droit d'asseoir sur des
cas de folie douteuse une théorie pour les cas de folie
évidente, quoique partielle.

Sans adopter une ligne géométrique de démarcation
entre la folie et la raison, on peut donc être partisan
de l'irresponsabilité absolue ; c'est même le seul moyen
de ne jamais faire prendre des aliénés pour des malfaiteurs, et de ne jamais prendre soi-même des malfaiteurs
pour des aliénés.

D'ailleurs, puisque cette ligne de démarcation est
si difficile à établir, pourquoi compliquer les difficultés
en en créant de nouvelles ?

On aura beau faire, pour si partiel, pour si limité que
paraisse le délire, on n'arrivera pas à circonscrire le
cercle d'action dans lequel il peut exercer son influence.
Qu'on juge par soi-même de la bizarrerie étrange des
associations d'idées qui fait presque au même instant
apparaître ou se succéder dans l'esprit les suggestions,
les incitations, les déterminations les plus disparates :
si, par suite de ce phénomène, l'esprit de l'homme sensé
est en quelque sorte le jouet d'un mot qui de lui-même
en appelle un autre ; si, à son insu, malgré lui, les idées
que ce mot évoque le traversent de la façon la plus im-
prévue, qui donc oserait dire que dans le cerveau d'un
aliéné telle idée fausse n'a pu en entraîner une autre
par suite d'une combinaison, d'une association morbide
impossible à constater comme elle était impossible à
prévoir ? L'homme sain d'esprit ne peut découvrir le lien
qui existe entre ces deux idées ; mais si le malade affirme
que dans sa tête elles sont étroitement liées, si sans le
dire il se conduit en conséquence, quel est le téméraire
qui osera nier l'existence et l'influence de ce lien insai-

sissable parce qu'il n'en aura pu trouver la trace? A quel signe un physiologiste reconnaîtra-t-il que telle idée criminelle n'a pu être le résultat de telle ou telle idée fixe d'un monomane ou d'un mélancolique? Les faits, des faits péremptoires, sont là pour démontrer que tous les jours la maladie rapproche et associe entre elles les idées les plus étrangères :

Il y a à Charenton un monomane qui se croit appelé à régner sur la France, et qui, en dehors de cette idée fixe, conserve du juste et de l'injuste une notion suffisante pour savoir quand il fait bien et quand il fait mal. Il nous a dit cent fois : « Je ne serais qu'un gredin si je prenais à mon voisin sa bourse ou si je le souffletais sans raison. » Il lui vint un jour l'idée bizarre que, puisque les dictionnaires expliquent tout, son dictionnaire pourrait bien lui donner l'explication de sa séquestration et de sa destinée. Son nom se compose de plusieurs syllabes, entre autres de la syllabe *cor* qui le commence et de la syllabe *ne* qui le termine. Décomposant son nom par syllabes, il chercha le mot *cor*. « Le mot *cor*, nous dit-il, est un symbole qui me peint au physique et au moral. On lit dans le dictionnaire « *cor*, instrument à vent, durillon aux doigts des pieds. » Or, j'ai des cors aux pieds, et le cor étant l'instrument qui précède et qui suit les princes dans les parties de chasse, il est clair que cet instrument ne figure dans mon nom qu'en prévision de ma future dignité. Au-dessus du mot *cor* dans le dictionnaire il y a le mot *coquinerie* : la coquinerie, c'est évident, consiste à m'enfermer lorsque je devrais régner. La syllabe *ne* qui termine mon nom signifie qu'on m'enferme *de peur que* je ne règne (*ne, de peur que*). Malheur au coquin qui me trahit et aveugle sur mon compte les médecins, au point qu'ils refusent de me rendre avec la liberté les honneurs qui me sont dus ! »

Grâce à son dictionnaire, il le trouva, ce prétendu coquin; et il faillit l'assommer. On eut toutes les peines du monde à l'arracher de ses mains ; furieux, il ne cessait de crier : « Je le tuerai, c'est un traître ! » — « A quoi, lui dit-on, l'avez-vous reconnu? » — « A ce morceau de corail que vous voyez sur son épingle, parbleu ! »

Il se basait sur ce que le mot *cor* se trouve placé dans le dictionnaire entre le mot *coquinerie* et le mot *corail*, pour croire que le corail était le signe de ralliement de ses ennemis ! — Mettez cet homme en liberté, vous verrez les malheurs qu'il fera. Pour si grands qu'ils soient, ils seront moindres que l'embarras de l'expert qui, ne connaissant pas les associations d'idées du dictionnaire, cherchera le lien entre les meurtres et la monomanie du prévenu.

«Que les hommes, dit M. Albert Lemoine, que les juges n'essayent pas de sonder ces mystères, qu'ils ne poursuivent pas la liberté mourante de l'insensé jusque dans ces ténèbres ; ce serait une peine inutile et souvent un danger... La liberté de vouloir n'est pas toujours et nécessairement anéantie dans la folie ; elle peut participer encore dans une mesure indéterminée à la conduite de l'aliéné ; cependant jamais la justice humaine ne doit frapper un fou ; la raison même doit s'abstenir d'estimer la valeur de ses actes. L'aliéné ne relève que du souverain et dernier Juge. »

———

CONCLUSION.

Nous croyons avoir suffisamment établi que les aliénés dont nous avons produit les observations doivent être tous considérés comme absolument irresponsables des actes répréhensibles qu'ils ont été sur le point de commettre, qu'ils auraient commis si on ne les avait séquestrés en temps utile, qu'ils commettraient encore s'ils étaient libres.

Nous croyons en outre avoir démontré, par les condamnations trop fréquentes de bon nombre de fous moins lucides qu'eux , qu'ils auraient couru grandement le risque d'être assimilés à des malfaiteurs et condamnés comme tels sans pitié, s'ils avaient eu le malheur de se rendre passibles des tribunaux et si les magistrats avaient négligé de prendre l'avis des médecins sur leur état mental.

Enfin, nous avons fait entrevoir que les théories de M. Turck et de M. E. Regnault, vulgarisées et prônées par la presse, tendent à multiplier le nombre de ces condamnations injustes : 1° en détournant les familles de séquestrer leurs malades ; 2° en détournant les magistrats d'en appeler aux lumières des experts, quand ces malades non séquestrés sont entraînés au crime par les tendances irrésistibles de leur folie.

Les plus ardents promoteurs de ces erreurs, si dangereuses pour tous, en seront peut-être les premières victimes : « Quel est celui, dit Esquirol, qui peut se promettre qu'il ne sera point frappé d'une maladie qui marque ses victimes dans tous les âges de la vie, dans tous les rangs, dans toutes les conditions ? » Quel est celui, ajouterons-nous, qui peut s'assurer qu'étant aliéné, il n'attirera pas sur lui la vindicte des lois ?

C'est pourquoi nous les conjurons, dans leur propre intérêt, non pas seulement de se débarrasser de ces erreurs, mais encore de les combattre et de les repousser.

Nous appelons dans cette lutte contre des préjugés désastreux tous les hommes d'intelligence, parce que c'est surtout sur eux que peuvent peser ces préjugés, dans un jour de folie. Que les poëtes, les artistes, les philosophes, les savants le sachent bien ; si jamais, ce dont Dieu les garde, un pareil malheur leur arrivait, plus leur intelligence serait grande et belle, plus elle tournerait contre eux.

Un homme inintelligent, devenu fou, ne fait jamais au tribunal de ces réponses dont la finesse et l'à-propos font douter de sa folie : il échappe presque toujours à la responsabilité.

Un homme d'élite devenu fou fait preuve aux débats d'intelligence, et il est infailliblement condamné. Car on ne sait pas que dans le naufrage de la raison. l'intelligence ne sombre pas toujours tout entière ; on ne veut pas savoir que quelquefois le talent surnage, et que même il peut, passagèrement, emprunter à la surexcitation des facultés intellectuelles une nouvelle splendeur : épave funeste, puisqu'elle fournit au ministère public un argument spécieux pour faire croire à la raison, c'est-à-dire à la culpabilité de l'aliéné criminel.

— Puissent nos observations faire justice de l'Erreur et contribuer au triomphe de la Vérité.

Si les exemples que nous avons choisis sont de nature à causer quelque surprise aux gens du monde, et aux magistrats, à qui, selon Georget, « il est si difficile de faire comprendre qu'il est des fous qui ne déraisonnent pas et n'extravaguent pas continuellement, » qu'il nous soit permis de leur dire : descendez dans votre conscience ; en voyant des fous si spirituels, si intelligents, si supérieurs dans leurs écrits, avouez-vous à vous-mêmes que vous n'entendez rien à la folie, ou que du moins vous étiez loin de la soupçonner telle ; et convenez que vous êtes par conséquent incapables de distinguer un coquin qui déraisonne à dessein pour simuler la folie, d'un malheureux fou qui discute devant ses juges avec les apparences de la raison. Trompés par la raison apparente de l'un, abusés par l'incohérence feinte de l'autre, vous n'êtes que trop souvent induits en erreur ; vous ne portez que trop souvent d'iniques, bien que consciencieux, verdicts. Le coupable vous échappe, et vous condamnez l'innocent « aujourd'hui même encore, faut-il le dire, alors que les progrès incessants des sciences physiologiques semblent ne laisser aucun refuge à l'erreur, n'avons-nous pas vu de malheureux aliénés poussés par un délire homicide punis comme des criminels ! » (1)

Croyez-en le professeur Tardieu, dont aucun de vous ne saurait contester la haute compétence en médecine légale, « il appartient aux médecins d'étudier et d'éclairer ces questions. »

Lorsqu'un assassin sera devant vous, qu'on aura prononcé le mot de folie et qu'il y aura doute dans les esprits, cessez donc d'imiter ce légat qui, dit-on, criait au massacre des Albigeois « Frappez toujours, Dieu reconnaîtra les siens ! » Craignez de faire tomber encore la tête d'un innocent, épargnez-vous cet affreux remords, ne vous fiez plus, dans ces cas difficiles, à votre infaillibilité.

En un mot, ayez quelque souci de l'opinion des médecins experts plus compétents que vous en ces matières, éclairez-en votre conscience, et réglez sur elle votre verdict.

(1) Tardieu.

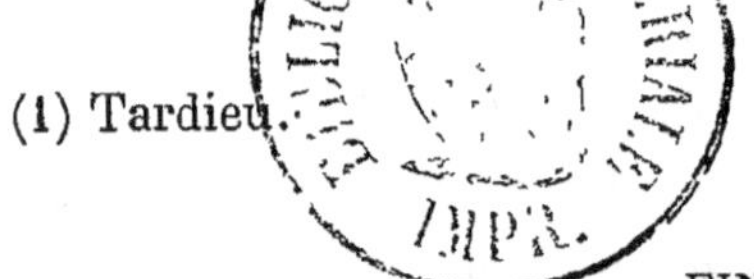

FIN.

TABLE DES MATIÈRES

FIN DE LA TABLE.

*. I \u ? ... i. i. neur de la Faculté de Médecine, rue Mr-le Prince, 31.